PUBLICATIONS DU *PROGRÈS MÉDICAL*

RECHERCHES EXPÉRIMENTALES

SUR LA

PHYSIOLOGIE & LA PATHOLOGIE

CÉRÉBRALES

PAR

Le Dr David FERRIER

Professeur de médecine légale au *King's College* de Londres,
Médecin-assistant à *West London Hospital*.

Traduction, avec l'autorisation de l'auteur

Par H. DURET

Interne des hôpitaux.

PARIS

Aux bureaux du PROGRÈS MÉDICAL | ADRIEN DELAHAYE, Libraire-Éditeur
6, rue des Écoles, 6. | Place de l'École-de-Médecine.

1874

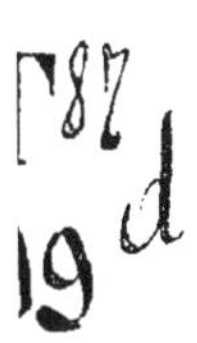

RECHERCHES EXPÉRIMENTALES

PHYSIOLOGIE & LA PATHOLOGIE CÉRÉBRALES

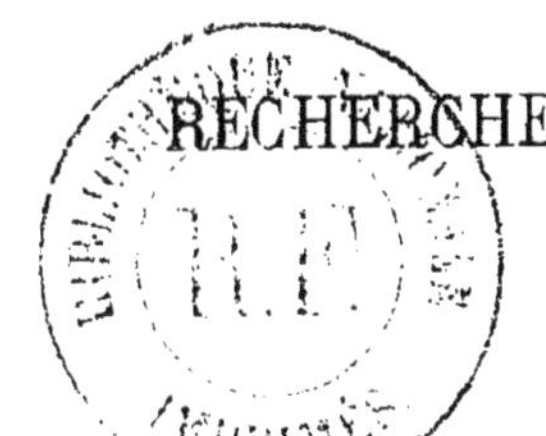

VERSAILLES. IMP. CERF ET FILS, 59 RUE DU PLESSIS

PUBLICATIONS DU *PROGRÈS MÉDICAL*

RECHERCHES EXPÉRIMENTALES

SUR LA

PHYSIOLOGIE & LA PATHOLOGIE

CÉRÉBRALES

PAR

Le Dr David FERRIER

Professeur de médecine légale au *King's College* de Londres,
Médecin-assistant à *West London Hospital*.

———

Traduction, avec l'autorisation de l'auteur

Par H. DURET

Interne des hôpitaux.

———

PARIS

Aux bureaux du PROGRÈS MÉDICAL | ADRIEN DELAHAYE, Libraire-Éditeur
6, rue des Écoles, 6. | Place de l'École-de-Médecine.

1874

RECHERCHES EXPÉRIMENTALES

SUR LA

PHYSIOLOGIE & LA PATHOLOGIE CÉRÉBRALES

Je me suis proposé, en entreprenant ces recherches, un double but : d'abord, de démontrer par l'expérimentation la justesse des théories du docteur. Hughlings Jackson sur la pathogénie de l'épilepsie, de la chorée et de l'hémiplégie ; et, pour cela, j'ai reproduit artificiellement les *altérations patho-logiques* et les *lésions de décharge* qu'il a décrites et caractéri-sées dans ses œuvres ; ensuite, de poursuivre la voie que Fritsch et Hitzig dans leurs recherches (ils ont démontré les premiers que le cerveau est sensible à l'excitation galvanique) ont indiquée, comme étant la seule capable de conduire à des résultats d'une grande valeur pour élucider la question des fonctions des hémisphères cérébraux, pour localiser et dia-gnostiquer d'une manière plus exacte les lésions cérébrales.

Je dois des remerciments au docteur Crichton Browne pour avoir mis si cordialement à ma disposition les ressources du laboratoire d'anatomie pathologique de l'asile de West Riding, avec quantité de pigeons, volatiles de toutes sortes, cochons d'Inde, lapins, chats, chiens, etc.

Quoique ce mémoire renferme des résultats importants sur plusieurs points, je ne voudrais pas qu'on le considérât autre-ment que comme un premier essai de recherches cliniques, expérimentales et anatomiques plus étendues et plus com-plètes. La méthode que j'ai d'abord employée pour reproduire les lésions cérébrales et que j'ai ensuite abandonnée, est celle que Nothnagel a recommandée (*Centralblatt für die medicinis-chen Wissenschaften*, nº 45, 1872) : elle consiste à faire des injections d'une solution concentrée d'acide chromique, par un petit trou pratiqué dans le crâne, à l'aide d'une seringue à injections sous-cutanées. On détruit ainsi la substance cérébrale, et il est facile de délimiter d'une façon précise les parties détruites par les changemements de coloration et de consistance que la solution y détermine. Quoique cette méthode m'ait paru d'une exécution facile, et que j'aie réussi, par des injections dans le cervelet, à déterminer les phénomènes connus de la perte d'équilibre et de l'incoordination des mouvements musculaires, j'ai bientôt reconnu que des injections de cette nature dans la substance des hémisphères, quelque soin qu'on y apporte, ne me conduisaient pas à des résultats bien précis. Ce genre d'expérimentation, et tous ceux qui consistent à détruire par des moyens mécaniques ou à exciser des portions du cerveau, si bien enlevées et si bien circonscrites qu'elles soient, compliquent de phénomènes étrangers, l'observation qui, dans un sujet comme celui de la physiologie cérébrale, est nécessairement entourée de difficultés excessives et souvent insurmontables. La méthode des injections demande un très-grand soin pour éviter la diffusion du liquide destructeur dans des parties autres que celles dont on veut étudier spécialement les fonctions. Plusieurs fois, en expérimentant sur des cochons d'Inde et sur des chats, il m'est arrivé de produire des phénomènes si compliqués que l'analyse m'en parut impossible. Il est probable cependant que cette méthode, combinée avec celle que j'ai surtout suivie, peut rendre de réels services et éclaircir certains points douteux.

Mes recherches ont consisté à étudier plus complétement les effets de l'excitation électrique sur les diverses parties du cerveau. C'est à Fritsch et à Hitzig que nous devons la démonstration de ce fait, que le cerveau n'est pas, comme on le croyait généralement, insensible à toutes sortes d'irritations· (*Reichert und Du Bois-Reymond's Archiv*, 1870, p. 300 et *seq.*). Ils ont prouvé que l'excitation des parties antérieures du cerveau par un courant constant, produit certains mouvements du côté opposé du corps, et ils sont parvenus à localiser dans des points limités les centres de ces mouvements. Leurs recherches dans cette direction n'ont pas été poursuivies très-loin, et, à mon avis, ils n'ont pas clairement indiqué la nature et la signification des résultats auxquels ils sont parvenus. Ils ont démontré, d'une manière évidente, que les mouvements produits étaient sous l'influence de l'excitation des hémisphères eux-mêmes, et ils ont vu que l'irritation venait principalement, sinon exclusivement, du pôle positif. Dans aucune de leurs recherches ils n'ont employé les courants induits, et les résultats que leur a fournis leur méthode ne sont ni précis, ni satisfaisants au point de vue de la localisation des fonctions cérébrales. Dans mes expériences, je me suis servi exclusivement de la faradisation et j'ai trouvé qu'il était aussi facile par cette méthode de localiser avec la plus grande exactitude l'excitation sur chacune des parties du cerveau que d'irriter en masse la totalité des hémisphères cérébraux.

Je me suis servi, pour exciter les hémisphères, d'une pile de Stöhrer (éléments zinc et charbon) et du courant induit de la seconde bobine de l'appareil magnéto-électrique de Du Bois-Reymond. Il est facile de graduer suffisamment la force du courant en faisant glisser plus ou moins la seconde bobine sur une échelle de mensuration. Règle générale, le courant n'est pas trop fort quand on peut le supporter sur le bout de la langue. J'ai dans plusieurs cas parcouru toute la distance de la seconde à la première bobine et on verra qu'il est nécessaire d'user de variations très-étendues dans l'intensité du courant pour produire les mêmes effets, à différents moments, chez le même animal ou sur d'autres animaux : l'excitabilité du cerveau est excessivement variable suivant les conditions. Les opérations nécessaires pour découvrir le cerveau dans une étendue suffisante, occasionnent une hémorrhagie abondante des sinus, du diploë et de la dure-mère et dépriment considérablement l'excitabilité du cerveau. Après cette hémorrhagie, quand le cerveau cesse de battre, et souvent, longtemps avant la mort de l'animal, le courant ne produit aucune excitation ou, s'il en produit, les phénomènes sont si compliqués qu'on ne peut en tirer aucune conclusion pour la localisation des fonctions cérébrales. C'est pour cela qu'il vaut mieux ne découvrir qu'une partie du cerveau à la fois, celle dont on veut étudier les fonctions, plutôt que de mettre à nu d'un seul coup un hémisphère entier. Pour découvrir la partie antérieure et inférieure des hémisphères, il faut extirper le globe de l'œil, enlever la voûte de l'orbite et de la région zigomatique et le muscle temporal ; le choc et l'hémorrhagie ont alors tellement déprimé l'excitabilité du cerveau que toute expérimentation devient impossible. Cela m'est aussi arrivé plusieurs fois quand j'ai voulu d'un seul coup découvrir tout un hémisphère. Ajoutons encore que l'excitabilité est profondément modifiée par l'usage du chloroforme et de l'éther auquel on soumet l'animal en expérience, non-seulement par humanité, mais encore pour supprimer les mouvements volontaires ou réflexes.

En tout cas, il est absolument nécessaire d'enlever la dure-mère, et il faut prendre garde de l'irriter pendant l'expérimentation. Cette membrane est si sensible qu'il suffit de la pincer ou de la stimuler par le courant électrique pour déterminer des mouvements violents.

L'excitation électrique de la surface des hémispères produit une hypérémie fonctionnelle des parties irritées. Le simple contact des électrodes avec la surface corticale augmente la vascularisation et détermine souvent des hémorrhagies abondantes des sinus qui ne saignaient plus, avant qu'on les applique. Cet effet est surtout marqué chez les lapins où la couche corticale est relativement molle. Plusieurs applications successives d'électrodes sur les parties du cerveau mises à découvert les convertissent en une sorte de fongus hématode. L'altération est encore plus prononcée chez les pigeons. L'excitation électrique forme de la substance cérébrale une sorte de bouillie qui rend les parties tellement obscures qu'il devient impossible de les reconnaître. Outre cette hypérémie si considérable, les hémisphères et le cervelet des pigeons et des poulets, au moins pour les deux ou trois que j'ai explorés, restent absolument insensibles à l'excitation électrique, autant qu'il est permis d'en juger. J'ai répété plusieurs fois les expériences, je me suis servi du courant le plus fort de la bobine et je n'ai jamais pu déterminer d'excitation, que j'agisse à la surface de l'hémisphère ou dans la profondeur. Si l'on rapproche ces faits de cette découverte de S. Weir Mitchell, que les pigeons et les poulets sont insensibles à l'action de l'opium, on sera tenté de croire qu'ils sont dus à quelque particularité des centres nerveux de ces animaux ; il est possible, du reste, que ces deux phénomènes, différents en apparence, soient sous l'influence d'une même cause. Pour cette raison, on ne doit pas se servir de l'excitation électrique pour rechercher les fonctions du cerveau et du cervelet chez les oiseaux.

Dans les opérations nécessaires pour découvrir le cerveau et d'observer les effets de l'excitation électrique, j'endors les animaux, je les étends sur une table, et, pendant l'excitation je relâche les cordes afin de laisser la tête et les membres en liberté. Je mets à nu le cerveau à l'aide d'une couronne de trépan et j'aggrandis ensuite l'ouverture avec une tréphine. L'hémorrhagie des sinus est facilement arrêtée avec de la ouate qu'on insinue dans les orifices saignants. Mes électrodes sont de simples fils de cuivre recourbés en anse à leurs extrémités et soigneusement polis pour ne pas lacérer les parties où on les applique. En dehors du point d'application, ils sont soigneusement isolés. J'ai fait une ou deux expériences préliminaires pour voir simplement les effets, de l'irritation vitale de la surface d'un hémisphère par l'air, lorsqu'on a enlevé une grande partie du crâne et de la dure-mère. Voici les phénomènes dont je fus témoin chez un cochon d'Inde dont l'hémisphère gauche avait été exposé à l'air dans l'étendue indiquée sur la figure

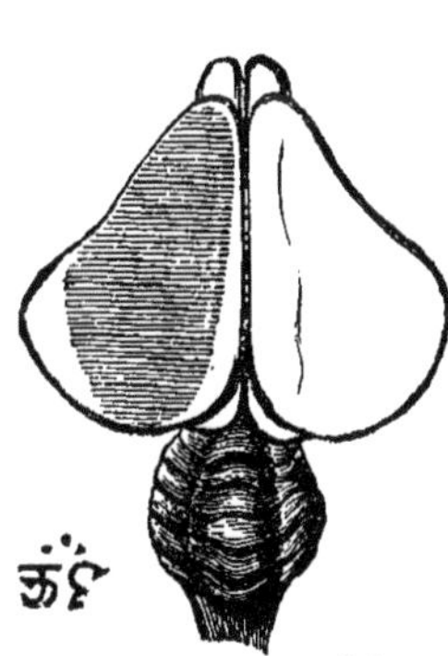

Fig. 1. Face supérieure du cerveau du cochon d'Inde. La partie ombrée indique l'étendue dans laquelle l'hémisphère gauche a été ouvert.

1. J'ai délimité soigneusement la surface découverte avant

d'enlever le cerveau en la peignant avec l'acide chromique.

ExPÉRIENCE I. — Cochon d'Inde de grandeur moyenne. — Après l'avoir endormi avec le chloroforme, on découvre la plus grande partie de l'hémisphère gauche. L'animal est alors placé sur le sol de l'appartement et réveillé. Quand il est revenu de sa stupeur, on voit le tronc se courber de gauche à droite, la tête touchant la queue. Il survient alors des mouvements des jambes de devant qui forcent l'animal à tourner de gauche à droite. Parfois il fait des sauts violents et retombe sur le dos. Quand les muscles du côté droit furent épuisés, l'animal reprit, sans difficulté, sa position en pleurosthotonos. Quand on le couchait sur le le côté droit, il exécutait des mouvements rapides des membres antérieurs et postérieurs sans qu'il lui fût possible de changer de position. Si on le remettait sur le côté gauche, il se tordait de gauche à droite, comme avant, et sa tête touchait de nouveau ses pattes. Le pleurosthotonos et les mouvements des jambes cessaient de temps en temps. Une demi-heure après l'opération, l'animal peut rester debout sur ses pattes, mais la tête regarde la queue et de gauche à droite. Quarante-cinq minutes après l'opération, on l'endort de nouveau et on le soumet à l'excitation électrique, mais la mort survient, causée probablement par le chloroforme.

Le cerveau conserva vraisemblablement son excitabilité, mais je m'aperçus que les mouvements, que je produisais en stimulant différents points de l'hémisphère et qui survenaient à gauche, étaient dus à des courants dérivés produits par une trop forte excitation.

La conclusion que je tirai de cette expérience fut que l'irritation vitale consécutive à l'exposition à l'air de l'hémisphère, agissait sur les muscles du côté opposé, à travers le corps strié et produisait une contracture tétanique et le pleurosthotonos (Voir p. 36.)

J'entrepris de nouvelles expériences dans le but de rechercher si la faradisation longtemps continuée des hémisphères cérébraux pouvait déterminer des convulsions épileptiformes analogues aux *lésions de décharge* produites par les tumeurs qui compriment la surface du cerveau ; et, s'il en était ainsi, je me proposais d'étudier le mode ordinaire de ces convulsions.

Je sacrifiai dans ce but plusieurs lapins et plusieurs chats, et toujours les résultats furent identiques. Dans les expériences suivantes, que j'ai entreprises pour localiser le plus exactement possible les fonctions cérébrales, on verra que les convulsions épileptiformes surviennent avec la plus grande facilité chez les animaux en expérience.

Mentionnons ici, une fois pour toutes, que dans toutes nos expériences l'éther ou le chloroforme furent administrés.

EXPÉRIENCE II. — Lapin adulte. On met à nu l'hémisphère gauche en enlevant une portion triangulaire du crâne dans la région pariétale, le sommet du triangle ne dépassant pas le bord postérieur de l'orbite. Les électrodes sont appliqués à la partie antérieure et postérieure de la portion du cerveau mise à découvert.

Observation. 1. — Seconde bobine à 8 centimètres.
L'application des électrodes dure 5 secondes. Pendant l'excitation, l'animal paraît tranquille. Mais, après 15 secondes, des contractions surviennent dans les muscles du côté droit de la face ; la tête se tourne peu à peu à droite jusqu'à ce que le nez vienne rencontrer l'épaule droite. Les mâchoires sont alors saisies de convulsions cloniques très-violentes. Cette attaque dure plusieurs secondes, mais le temps et la marche exacte des symptômes ne sont pas pour cette fois notés soigneusement. Quand l'animal est revenu à lui, on le laisse reposer quelques minutes, après quoi on applique les électrodes pendant 5 secondes comme auparavant.

Observation. 2. — Pendant l'excitation, et 31 secondes après qu'on eut enlevé les électrodes, l'animal demeure calme. Mais au bout de ce temps, des secousses surviennent dans la lèvre du côté droit; elles envahissent successivement tout le côté droit de la face ; la tête se convulse à droite jusqu'à ce que le nez rencontre l'épaule ; il survient des mouvements des mâchoires. Ces convulsions cloniques persistent dans le côté droit de la face et du cou pendant 1 minute 32 secondes, et l'attaque cesse alors complétement.

Observation 3. — Même excitation, mêmes phénomènes que dans l'observation 2.

Observation 4. — On enfonce la seconde bobine jusqu'à 6 centimètres et les électrodes sont appliqués pendant cinq secondes.
Après 40 secondes, des secousses surviennent dans la patte de devant; à une minute 10 secondes, secousses violentes de la lèvre droite et mouvements des mâchoires ; à une minute 30 secondes, la tête est attirée sur l'épaule droite; à une minute 46 secondes, l'attaque cesse subitement et l'animal tombe dans une stupeur profonde.

Je fis encore plusieurs observations, mais comme les résultats furent semblables à ceux que je viens d'énoncer, il n'est pas nécessaire de les décrire de nouveau.

Quand on eut délié l'animal et qu'on l'eut placé par terre, il fut pris spontanément d'une attaque beaucoup plus violente que celles qu'on avait observées jusqu'ici : elle dura deux minutes, et occupa tout le côté droit du tronc, de la face, du cou et des membres. Une petite attaque, occupant seulement le

côté droit de la face et du cou survint encore, une·demi-
heure après, mais n'eut qu'une durée transitoire, et l'anima
revint à lui. Le reste de son histoire sera rapporté plus loin.
Un autre lapin, soumis aux mêmes expériences, donna des
résultats identiques.

EXPÉRIENCE. III. — Un chat, grand et vigoureux, fut le sujet de cette
expérience. On enleva une portion du crâne suffisante pour découvrir l'hémisphère gauche dans l'étendue indiquée par la partie ombrée dans la figure 2.
Je me suis assuré de l'étendue du cerveau mise à découvert en la peignant
avec de l'acide chromique avant d'extraire l'encéphale de la boite osseuse,
après la mort. Je fis l'esquisse des circonvolutions découvertes, et je marquai
soigneusement les points où j'appliquai les électrodes. On n'endormit l'animal qu'à moitié.

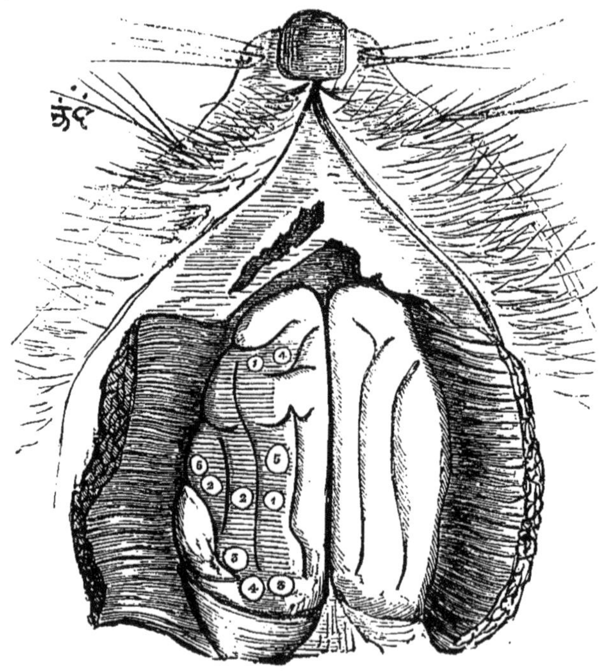

Figure 2. Aspect du cerveau du chat dans sa situation normale. Les parties
ombrées indiquent l'étendue de l'hémisphère gauche mise à découvert. Les
chiffres (1-1), (2-2), (3-3), (4-4), (5-5) montrent les différentes positions
des électrodes telles qu'elles sont décrites dans le texte.

Observation 1. Seconde bobine à 5 centimètres. Application des électrodes au point marqué 1-1, pendant 5 secondes. Il survient immédiatement après l'éloignement des pôles une attaque qui dure 30 secondes. Des secousses cloniques se manifestent d'abord dans la paupière droite et la lèvre du même côté et envahissent graduellement tout le côté droit de la face. Bientôt la tête se tourne à droite, le nez répondant à l'épaule droite. Les convulsions atteignent la patte antérieure droite et l'épaule correspondante ; puis la patte de derrière du même côté et, en même temps, la queue se dresse et est agitée par des secousses. Les convulsions disparaissent dans l'ordre où elles sont venues.

Observation 2. — Dix minutes après la première observation, on applique pendant 5 secondes les pôles au point 2-2 (fig. 2). Un peu avant de cesser le contact, la tête se tourne convulsivement à droite. Les secousses gagnent ensuite la paupière et l'oreille droites, la tête étant agitée de convulsions cloniques. Pas de mouvements dans les membres. Les pupilles sont largement dilatées. L'attaque entière dure 37 secondes.

Observation 3. — Dix minutes s'écoulent et on applique les électrodes pendant 5 secondes au point 3-3 (fig. 2). La tête se tourne aussitôt à droite ; mais on ne peut savoir s'il s'agit là d'un mouvement réflexe ou volontaire, car l'animal n'était que partiellement insensibilisé.

Peu après, des secousses commencent dans la paupière inférieure droite et dans la lèvre du même côté ; puis elles apparaissent dans l'oreille droite et on observe en même temps de faibles mouvements de la paupière et de la lèvre du côté opposé.

L'attaque terminée, l'animal paraît avoir tout le côté gauche dans un état de stupeur et d'engourdissement ; les membres antérieurs et postérieurs sont tant soit peu rigides et tremblotants.

Observation 4. — Après dix minutes de repos, on applique les électrodes au point 4-4 (fig. 2), durant 5 secondes, comme auparavant. — Pendant l'application des électrodes, l'animal se raidit et immédiatement après leur éloignement une forte attaque occupant tout le côté droit survient et dure une minute.

Cette attaque consiste en violentes contractions cloniques de la face, du cou, des mâchoires et des membres. La queue se dresse et s'agite violemment de côté et d'autre. Les mâchoires s'ouvrent et se ferment spasmodiquement, la langue est projetée en avant et souvent mordue ; une salive abondante et mousseuse coule de la bouche. La face et les mâchoires cessent d'abord de se convulser et les secousses cloniques abandonnent peu à peu les lèvres.

Observation 5. — Sept minutes après la dernière observation, les pôles sont appliqués 1-1 comme dans la première observation, mais le pôle postérieur est porté un peu plus en arrière. A peine a-t-on cessé le contact que des convulsions cloniques envahissent la paupière, la lèvre et le côté droit de la face ; elles s'étendent bientôt à l'épaule droite et à la patte de devant qui sont secouées très-violemment ; puis ce fut le tour de la patte de derrière et de la queue : celle-ci resta rigide et eut des convulsions pendant 19 secondes à partir du commencement de l'attaque. Pendant cette attaque, la tête est portée fortement en arrière, et à droite, les mâchoires se heurtent violemment, la langue est projetée en avant et une salive abondante et mousseuse baigne la bouche ; les pupilles sont largement dilatées. L'attaqué dure 1 minute 39 secondes. L'animal paraît alors sortir d'un profond sommeil.

Observation 6. — 8 Minutes s'écoulent. L'animal est calme ; application des pôles pendant 5 secondes au point 5-5 (fig 2). Avant même que l'électrode soit retiré, la paupière droite se convulse et la tête se tourne à droite. Des secousses se manifestent alors dans la lèvre, l'oreille droite, et les muscles du cou du même côté. On vit aussi quelques contractions dans les membres du côté droit ; le membre postérieur fut le dernier pris. Pas de mouvements des mâchoires et de la queue. Durée de l'attaque 1 minute 5 secondes.

On fit plusieurs autres expériences qui donnèrent les mêmes résultats. Les attaques les plus violentes apparaissaient lorsque les pôles étaient appliqués aux extrémités antérieure et postérieure de la surface du cerveau mise à découvert.

Sans poursuivre plus loin les expériences qui ont trait à la production de l'épilepsie, (l'occasion de décrire des attaques semblables se présentera naturellement dans l'exposition des expériences qui vont suivre, ou au moment de rechercher leur signification), je voudrais simplement appeler l'attention sur ce fait : dans toutes les attaques, générales ou partielles, le premier phénomène est une hypérémie. Dans mes expériences, l'excitation a toujours été limitée à la surface des hémisphères, mes électrodes étant simplement apposés à la surface de manière à éviter toute lésion mécanique un peu profonde. Une particularité à noter à propos de l'Expérience II, c'est que cette hypérémie survint un certain temps après qu'on eût cessé l'excitation électrique, mais avant que la substance grise eût atteint un degré suffisant de tension pour l'explosion d'une attaque convulsive. Cela suffit à démontrer que les effets produits ne sont pas dus à des courants dérivés ou à une excitation directe des nerfs moteurs des muscles, mais à une excitabilité ou une irritabilité anormale des parties du cerveau dont la fonction est, autant qu'il est permis de le supposer, de produire les phénomènes initiaux, d'où résulte la contraction normale des muscles affectés. Selon la position des électrodes sur les hémisphères, on voit survenir dans l'ordre des phénomènes certaines variations qui m'ont conduit à rechercher s'il était possible de délimiter avec soin et de localiser les régions d'où chacun des muscles individuellement ou des groupes de muscles peuvent être mis en mouvement sans provoquer de convulsions générales. Bien que je susse déjà que Fritsch et Hitzig avaient réussi à produire des contractions musculaires limitées en électrisant certaines régions des hémisphères, je us surpris de voir avec quelle précision les électrodes, appliqués en certains points, produisaient des mouvements musculaires d'un côté du corps. Après avoir obtenu ces premiers résultats en ne mettant à nu qu'une partie des hémisphères d'un chat, je voulus entreprendre des expériences plus laborieuses, découvrir tout l'hémisphère et explorer les circonvolutions en détail.

En raison de la gravité de l'opération et de la diminution considérable de l'excitabilité cérébrale, causée par l'hémorrhagie, plusieurs de mes expériences ne réussirent pas, et, une fois seulement, je pus mener à bonne fin l'exploration d'un hémisphère entier. Plusieurs observations partielles (trois ou quatre) viennent confirmer les faits acquis dans ce cas unique (Voyez aussi p. 50). — Comme je l'ai déjà dit, il ne faut découvrir qu'une partie du cerveau si l'on ne veut courir le risque de tout perdre. Les expériences sont rapportées dans l'ordre suivant lequel elles ont été faites sans que j'aie cherché à les classer ou à les grouper. Pour noter avec plus de soin les points où j'appliquais les électrodes, un cerveau de chat durci était placé à côté de l'opérateur ; j'étudiais alors très-soigneusement les parties découvertes du cerveau vivant, je comparais, et je marquais sur le cerveau durci les points correspondants aux régions excitées. On avait ainsi un tableau fidèle de ce qui avait été fait. Je n'ai jamais noté les résultats de l'exploration de chacune des circonvolutions en particulier, qu'après les avoir constatés et reproduits plusieurs fois en présence des médecins, mes amis, dont je cite les noms plus loin.

Je n'ai pas cherché à établir d'une façon précise la synonymie des circonvolutions ; je renvoie en général aux chiffres placés sur mes figures, et, dans la description je me sers d'une nomenclature basée sur celle de Leuret et Gratiolet.

Chez les chats et les chiens, les trois circonvolutions de la région frontale semblent s'unir en arrière, et se continuer en bas avec la région temporo-sphénoïdale. C'est pour cela que j'ai préféré les désigner sous les noms de circonvolution externe supérieure, externe moyenne, externe inférieure ; et j'ai réservé le nom de circonvolutions frontales à leurs divisions, en avant de la scissure de Sylvius : car il y a, une division frontale de la circonvolution externe supérieure, une division frontale de la circonvolution externe moyenne, et une division frontale de la circonvolution externe inférieure.

Le gyrus (1) un peu spécial que limite le sillon crucial (A. fig. 3, 4, etc.), dans la circonvolution externe supérieure, plus développé chez le chien que chez le chat est désigné sous le nom de *gyrus sigmoïde,* terme emprunté à M. Flower (2). Me basant sur la nomenclature d'Owen, j'ai appelé, circonvolution *supra-sylvienne,* la circonvolution qui passe comme un pont au-dessus de la scissure de Sylvius, au lieu d'en faire une circonvolution externe. J'ai, avec Leuret, désigné les circonvolutions de la région orbitaire du cerveau sous le nom de circonvolutions *supra-orbitaires ;* mais je me suis aussi servi de dénominations différentes pour désigner leur continuité apparente avec les diverses circonvolutions frontales.

Parfois aussi, j'ai indiqué les parties des circonvolutions par des noms tirés de leurs rapports avec le crâne, suivant en cela la nomenclature adoptée par Gratiolet, Huxley, Turner, etc., dans leurs ouvrages.

J'ai, suivant l'usage, appelé la circonvolution de la face interne du cerveau *circonvolution-marginale* ou *calloso-marginale* et son prolongement en bas et en arrière porte le nom de circonvolution de l'*hippocampe.*

Si l'on veut bien se reporter aux diverses figures de cet ouvrage, on y trouvera indiquée la position des sillons et des circonvolutions avec les noms que je leur ai donnés dans la description.

---

(1) Ce mot, on le sait, est synonyme de *circonvolution.*
(2) *Proceedings of the Zoological Society of London,* November 1869. Anatomy of the Proteles.

Expérience IV. — On découvre la plus grande partie de l'hémisphère droit d'un chat adulte et vigoureux. L'animal étendu sur une table respire tranquillement, à moitié endormi par le chloroforme. Seconde bobine à 8 cent. Un élément de Stöhrer.

Obs. 1. Electrodes appliqués en 1 (fig. 3), sur le *gyrus sigmoïde* de la di-

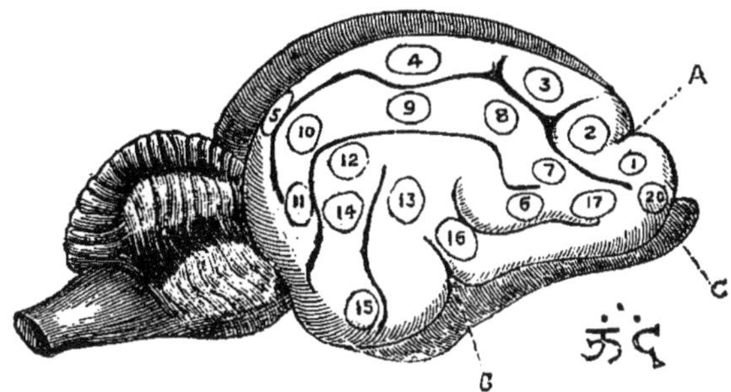

Fig. 5. Aspect de l'hémisphère droit du cerveau du chat. A indique le sillon crucial, B la scissure de Sylvius, C le nerf et le bulbe olfactifs. Les cercles et les chiffres qu'ils renferment indiquent la position des électrodes telle qu'elle est décrite dans le texte. Les numéros 1, 2, 3, 4, 5 sont sur la circonvolution externe-supérieure; 1, 2 et 3 sur sa division frontale. Les numéros 7, 8, 9, 10, 11 sont sur la circonvolution externe-moyenne; 7 et 8 sont sur la division frontale. Les numéros 6, 12, 15 sont sur la circonvolution externe inférieure. Le n° 13 est sur la circonvolution (*gyrus*) comprise entre celle-ci et la circonvolution supra–sylvienne dont 16 indique la partie antérieure.

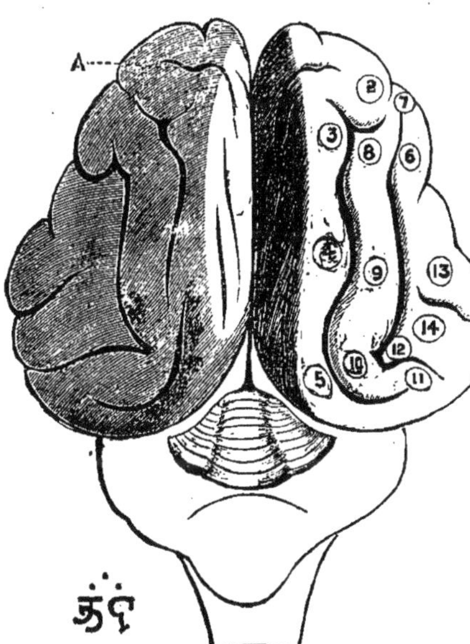

Fig. 4. Face supérieure du même cerveau. Les lettres et les numéros indiquent les mêmes points que dans la figure précédente.

vision frontale de la circonvolution externe supérieure, juste en avant du sillon crucial.

Mouvement de flexion lent et facile à suivre des phalanges de la patte de devant du côté gauche, et élévation de l'épaule du même côté. Expérience plusieurs fois répétée.

Obs. 2. Electrodes appliqués au point 2 (fig. 3 et 4) en arrière du sillon crucial. *Rétraction et adduction de la patte de devant du côté gauche* (1). En même temps, comme je m'en suis assuré après, la jambe gauche, d'abord étendue, se portait en avant.

Obs. 3. Electrodes en 3 (fig. 3 et 4) c'est-à-dire à la partie postérieure de la division frontale de la circonvolution externe supérieure. — Pas de résultat dans cette situation des électrodes qu'on laisse la seconde bobine à 8 cm , ou qu'on la pousse à 5 cm.,

Obs. 4. Electrodes appliqués aux points 1 et 3 (fig. 3 et 4). — Pendant l'application, il y a une combinaison des mouvements décrits ci-dessus, c'est-à-dire flexion des doigts de la patte gauche avec retraction et adduction du membre : la patte postérieure du coté gauche se porte en avant.

Obs. 5. Electrodes au point 4 (fig. 4), a peu près au milieu de la circonvolution externe supérieure.
Froncement immédiat du sourcil gauche. pendant que l'oreille gauche se porte en bas et en dedans.

Obs. 6. Electrodes au point 5 (fig. 3 et 4) c'est-à-dire, à l'angle postérieur de la circonvolution externe supérieure.
L'animal donne des signes de douleur, pousse des cris perçants et jette des ruades des deux membres postérieurs, surtout du gauche. Ce fait a été constaté plusieurs fois de suite.

Obs. 7. Electrodes en 6 (fig. 3 et 4) au point où les circonvolutions externes moyenne et inférieure naissent de la circonvolution externe supra-orbitale.
Mouvement de serrement de la patte gauche avec issue des griffes. Le mouvement produit dans ce cas est parfaitement distinct de celui qui a été décrit dans l'obs. I. Les deux mouvements sont reproduits plusieurs fois et leur différence constatée chaque fois.

Obs. 8. Electrodes en 7 (fig. 3 et 4) à l'extrémité frontale antérieure de la circonvolution externe moyenne. *Aussitôt la lèvre supérieure s'élève et l'œil gauche se ferme.*

Obs. 9. Electrode en 8 (fig. 3 et 4) sur la circonvolution externe moyenne partie post-frontale. — *Rétraction immédiate de l'oreille gauche,*

---

(1) Tel était, du moins, le mouvement produit lorsque l'animal était enchaîné, mais si on le délivrait complétement de ses liens et si le membre était entièrement libre, l'excitation du point en question déterminait l'élévation de l'épaule et l'adduction du membre comme si l'animal voulait frapper une boule avec sa patte.

pendant que le nez et la joue gauche sont attirés en haut et que l'œil du même côté se ferme avec force (1).

Obs. 9. Electrodes au point 9 (fig. 3 et 4) au milieu de la circonvolution externe moyenne (région pariétale.) *La tête est aussitôt attirée du côté gauche.*

Obs. 10. Electrodes en 10 (fig. 3 et 4) dans la région postéro-pariétale de la circonvolution frontale moyenne. — *Rotation de la tête à gauche comme auparavant.*

Obs. 11. — Electrodes en 11, plus en arrière, sur la même circonvolution. — Même effet produit, c'est-à-dire *rotation de la tête à gauche.*

Obs. 12. — On applique de nouveau les électrodes au point 5 (fig. 3 et 4). — *L'animal donne des signes de douleur pousse des cris aigus et jette avec violence en arrière ses membres postérieurs : en même temps, il tourne la tête autour de lui et regarde en arrière, ayant l'air très-étonné.*

Obs. 13. — Electrodes en 12 (fig. 3 et 4), sur la partie incurvée de la circonvolution externe inférieure. — *Rotation de la tête à gauche.*

Obs. 14. — Electrodes en 13 (fig. 3 et 4) sur le gyrus étendu entre la circonvolution frontale inférieure et la circonvolution supra-sylvienne. — *L'oreille se porte en arrière, la tête se tourne à gauche et un peu en haut.*

Obs. 15. — Electrodes en 14 (fig. 3 et 4) sur la division descendante de la circonvolution externe inférieure. — *Rotation de la tête à gauche, sans mouvement d'élévation, mais avec un léger mouvement de l'oreille et de la paupière supérieure (?).*

Obs. 16. — Electrodes appliqués de nouveau au point 5 comme dans les obs. 6 et 12 : résultats absolument semblables.

Obs. 17. — Electrodes apposés encore une fois au point 1 (fig. 3 et 4), mêmes résultats que dans l'observation 1.

Obs. 18. — Electrodes en 15 (fig. 3) ; la seconde bobine de 4 à 8 centimètres. Aucun effet produit. Le n° 15 est situé sur la surface externe du lobe temporo-sphénoïdal, derrière la scissure de Sylvius. — *Les mâchoires s'ouvrent et se ferment plusieurs fois.* Des mouvements des mâchoires sont constamment provoqués par l'irritation de cette région. Pendant que la bouche s'ouvre et se ferme, souvent on voit la langue se porter en avant, puis

______

(1) L'excitation de ce point, et des deux suivants, cause des mouvements du globe oculaire. Généralement la pupille se dirige du côté opposé, mais il y a quelques variations : il n'est pas encore possible de donner une description plus complète de ces mouvements. — Ces résultats sont notés ici, mais c'est seulement dans des expériences consécutives sur deux autres chats qu'on s'en est assuré ; on ne les trouvera pas mentionnés dans les expériences qui vont suivre.

se retirer. Mais il est impossible encore de localiser les points précis où on peut produire les divers mouvements de la langue. (Voyez page 50.)

Obs. 19. — Electrodes au point 16 (fig. 3), correspondant à la division antérieure de la circonvolution supra-sylvienne et situé juste en avant de la scissure de Sylvius. — *Rotation de la tête à gauche, fermeture de l'œil du même côté, pendant que la commissure labiale gauche est attirée en bas.*

Pendant que nous découvrions un peu plus les circonvolutions temporosphénoïdales, l'animal se mordait avec fureur et se déchirait les pattes. C'est ce qu'il fit généralement, chaque fois qu'on irritait les mêmes parties.

Obs. 20. — Electrodes au point 17 (fig. 3 et 5) la seconde bobine étant tirée à 4, 5 et 6 cent. Le point 17 répond à la circonvolution externe supra-orbitale et peut être désigné sous le nom d'extrémité frontale de la troisième circonvolution externe, ou circonvolution externe inférieure. — *Toutes les fois, sans exception : ouverture de la bouche et cris prolongés de l'animal comme s'il était en fureur ou s'il souffrait.*

Obs.. 21. — (Seconde bobine à 6 centim.) Electrodes au point marqué 18 (fig. 5), ce point est sur la circonvolution supra-orbitale interne, ou plutôt à l'extrémité frontale de la circonvolution supra-sylvienne. — *Tout à coup, l'animal fait un bond, rejette sa tête en arrière, ouvre largement les yeux, fouette l'air de sa queue, devient haletant, pousse des cris et bave comme s'il était pris d'un violent accès de fureur.*

J'ai répété plusieurs fois cette observation. Après cet accès de furie, l'animal s'affaisse et tombe dans un état de stupeur.

Obs. 22. — Electrodes au point 19, (fig. 5) à la partie inférieure de la

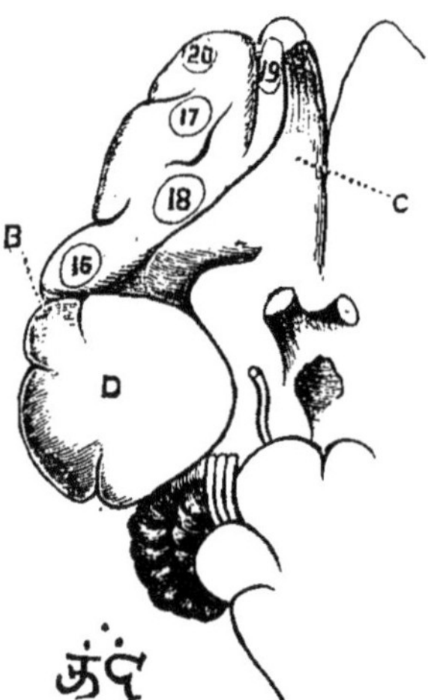

Fig. 5. Face orbitaire du même cerveau. Les lettres ont la même signification que dans la figure 3, de même que les numéros. Le n° 19 est sur l'extrémité orbitaire de la circonvolution externe supérieure; le n° 17 est sur les extrémités orbitaires réunies des des circonvolutions externe moyenne et externe inférieure, tandis que le n° 18 est sur l'extrémité antérieure ou orbitaire de la circonvolution supra-sylvienne. D est sur l'expansion du nerf olfactif dans la circonvolution de l'hippocampe.

circonvolution externe supérieure, au moment où elle repose sur l'orbite. — *Aussitôt, l'animal rejette sa tête en arrière, comme si on lui avait approché du nez quelque substance irritante.* Avec une excitation plus forte, sa tête se précipite une seconde fois en arrière, la partie postérieure se porte en avant et la queue s'agite de côté et d'autre.

Obs. 23. — Electrodes en 20 (fig. 3 et b) à l'extrémité frontale de la circonvolution externe supérieure. — *Aussitôt contraction des muscles du front, de la poitrine, du cou et des abaisseurs de la mâchoire inférieure. L'animal est haletant et respire avec peine.* Chaque fois les mêmes résultats suivirent les applications des électrodes.

Obs. 23. — Les électrodes glissés à travers la scissure longitudinale sont appliqués sur la circonvolution marginale en plusieurs points. On n'obtient aucun effet. L'animal était épuisé, et il est possible que l'excitabilité du cerveau ait été trop déprimée pour produire aucune réaction. Les autres parties de l'extrémité antérieure cependant étaient encore excitables.

Pour étudier cette région avec plus de certitude, j'ai fait une seconde expérience sur un autre chat dont j'ai mis à découvert exclusivement, la circonvolution marginale dans toute son étendue.

L'application des électrodes à la surface interne, depuis le sillon longitudinal supérieur jusqu'au sillon crucial (sillon crucial de Leuret et Gratiolet), et en bas et en arrière, sur la circonvolution de l'hippocampe, ne produisit aucun effet. On rendit l'excitation plus forte et on la continua plus longtemps; il survint une attaque épileptique ; la tête, portée en arrière, était agitée de secousses spasmodiques. Le seul effet de l'irritation de la circonvolution marginale antérieure jusqu'au sillon crucial, fut de porter la tête du côté opposé. Les autres circonvolutions, à première vue, donnèrent des résultats identiques à ceux qui ont déjà été décrits, quelle que fût la durée de l'expérimentation.

Obs. 25. — On introduit les électrodes en arrière et en dessous jusqu'aux circonvolutions temporo-sphénoïdales, mais leur application ne donna aucun résultat. En touchant successivement et rapidement les points déjà décrits, l'animal exécuta une série de mouvements choréïques, c'est-à-dire qu'il eut des contractions spasmodiques de tous les muscles et des groupes de muscles qui dépendaient des centres touchés ; souvent les secousses durèrent plusieurs secondes. Enfin, les électrodes furent appliqués aux extrémités antérieure et postérieure de la partie découverte du cerveau ; il survint alors des convulsions épileptiques unilatérales, occupant tout le côté gauche, qui durèrent aussi longtemps que l'excitation. L'excitabilité du cerveau se trouva alors complétement épuisée : elle n'avait cessé que quatre heures après le début de l'expérience, et pendant tout ce temps, l'exploration put être faite sans interruption.

Avant d'analyser ou d'essayer de généraliser ces données, je dois exposer les résultats d'une expérience faite sur un autre chat, dans le but de rechercher si les deux côtés du cerveau sont symétriques. Cette fois, ce fut l'hémisphère gauche qu'on mit à découvert : l'application des électrodes sur les circonvolutions fut faite, autant que possible sur les points correspondants à ceux qui avaient été déjà explorés sur l'hémisphère droit. J'ai noté en même temps les résultats obtenus, et comme ceux de l'expérience précédente n'avaient pas été analysés, il n'y avait pas moyen de transiger avec les faits. Je ne réussis pas dans ce cas à conserver la vie de l'animal et l'excitabilité du cerveau aussi longtemps que la première fois, de sorte que je ne pus explorer tous les points de la surface cérébrale. Cependant, l'identité remarquable des résultats obtenus permet de conclure, comme la comparaison des deux expériences l'établit du reste, à la symétrie complète des deux hémisphères.

EXPÉRIENCE V. — Chat. — Hémisphère gauche en partie découvert.

Obs. 1. Seconde bobine à 6 cent. Electrodes au point correspondant au n° 8 de la fig. 3. Aussitôt l'œil droit se ferme. Si l'on compare ce résultat avec celui de l'obs. 9, expérience IV, on verra que c'est le même mouvement musculaire qui s'est manifesté, quoique moins étendu.

Obs. 2. — Electrodes au voisinage des points 13 et 14 (fig. 3 et 4). — *Rotation immédiate de la tête à droite.*

Obs. 3. — Electrodes au point correspondant à 13. (fig. 3 et 4). — *Rétraction de l'oreille droite et rotation de la tête du même côté.*

Dans l'obs. 14, expérience IV, on verra que la ressemblance et la symétrie sont complètes.

Obs. 4. — Electrodes au point correspondant à 5 (fig. 3.) Comme dans l'obs. 5, Expérience IV, l'animal donne des signes de douleur et regarde autour de lui en se tournant en arrière et à droite.

Obs. 5. — Electrodes au point correspondant à 2 (fig. 3 et 4). — *Rétrac-tion et adduction de la patte droite.* L'effet produit est le même que celui qui a été décrit dans l'obs. 2, Expérience ɪv.

Obs. 6. — Electrodes en 7 (fig. 3 et 4.) — *Elévation immédiate de la lèvre et des moustaches du côté droit.* C'est un mouvement identique à celui qui est rapporté dans l'obs. 8, Expérience ɪv ; mais il n'est pas si étendu, et les paupières ne se ferment pas.

Obs. 7. — L'excitabilité du cerveau étant considérablement déprimée, on pousse la seconde bobine à 5 cent. — Electrodes au point correspondant à 6 (fig. 3 et 4). — *Serrement de la patte droite.*
On porte alors les électrodes un peu plus en avant, mais leur position n'a pas été exactement marquée. — *Aussitôt l'animal ouvre la bouche.* Ce résultat s'accorde avec celui du point 17 (fig. 3 et 5).
Là finit l'expérience, à cause de l'épuisement et de la mort de l'animal. On n'a pas exactement noté la durée de l'expérience.

Cette uniformité remarquable, sinon absolue, des résultats obtenus en excitant les circonvolutions correspondantes à droite et à gauche est suffisante, quoique la comparaison n'ait pu malheureusement être poursuivie complétement, pour justifier cette opinion, que les deux côtés du cerveau sont symétriques dans leurs fonctions.

Autant que possible, on mettait à découvert un hémisphère entier ; on appliquait les électrodes très-près l'un de l'autre, à une distance d'un quart de pouce ou moins, sur chaque circonvolution tour à tour : mais on prenait soin de ne pas compliquer les résultats en appliquant les pôles trop près des centres déjà explorés. Plus tard, les expériences nous permettront de localiser avec une grande précision, les régions des circonvolutions qui président aux divers mouvements. On a noté seulement les mouvements produits, sans chercher à distinguer chacun des muscles mis en action.

Quelques phénomènes décrits précédemment, m'ont paru assez intéressants, pour m'engager à entreprendre une troisième expérience sur un autre chat. Je me proposais surtout, de déterminer plus exactement les résultats de l'excitation de la région orbitaire et de la région de la scissure de Sylvius.

Expérience V. — L'hémisphère gauche est mis à nu, et les électrodes appliqués successivement sur des points déjà éprouvés dans les expériences précédentes.

Excitation de la circonvolution externe moyenne, en arrière du sillon limitant la région frontale, vers le point 8 (fig. 3). — Elévation et rétraction de l'oreille droite ; mouvement d'élévation de la paupière inférieure comme pour fermer l'œil. Un peu en avant de ce point, l'excitation cause une attraction en haut de la joue droite, la contraction forcée des paupières, et surtout l'abaissement en bas et en dehors de l'oreille droite.

On a donc pu, par cette expérience, faire une étude plus complète des mouvements simultanés des paupières et des oreilles, et les résultats sont tout à fait en harmonie avec les premières observations des expériences IV et V.

Excitation du gyrus sigmoïde en arrière du sillon crucial : elle détermine l'élévation de l'épaule droite avec un léger mouvement d'adduction de la patte antérieure droite. Cette fois encore, les résultats des Expériences précédentes sont confirmés.

Après cette excitation, l'épaule et le membre furent agités de mouvements choréiques pendant une minute ou deux : c'était la répétition du mouvement primitif, avec secousses successives.

L'excitation des régions pariétales, telles qu'elles sont indiquées sur les figures, engendre la rotation de la tête à droite. La stimulation des parties recourbées des circonvolutions externes n'occasionne pas de mouvements, mais l'animal pousse des cris. Je pense qu'ils sont le résultat direct de la stimulation et non accidentels.

Les régions orbitaires et la scissure de Sylvius ayant été découvertes, on applique les pôles en 17 et 18 à l'extrémité antérieure des circonvolutions frontale inférieure et supra-sylvienne.

Chaque fois, et les expériences furent souvent répétées, la bouche s'ouvre, est prise de convulsions cloniques et la langue projetée directement en avant, pendant que l'animal pousse des cris de colère ou de douleur et fouette l'air de sa queue. On voyait l'ouverture de la bouche et les mouvements de la langue (alternativement portée en avant et retirée en arrière), se faire toujours séparément et d'une manière distincte, en sorte qu'il n'y a pas de doute à avoir sur les régions dans lesquelles ces mouvements étaient centralisés. Une excitation plus prolongée de cette région força la bouche de s'ouvrir largement, tandis que la langue rentrait et sortait alternativement.

On administre alors du chloroforme jusqu'à ce que l'animal tombe dans une stupeur profonde. En excitant la même région, la bouche s'ouvre de nouveau et les mouvements de la langue se reproduisent, mais l'animal ne pousse plus de cris. Stimulation de la région postérieure à la scissure de Sylvius, aussitôt les mâchoires se serrent fortement l'une contre l'autre. On pouvait en un mot faire ouvrir ou fermer la bouche en excitant alternativement la première ou la seconde région.

Un des électrodes étant placé à l'extrémité antérieure de la circonvolution externe supérieure et l'autre à l'extrémité orbitaire de la dernière circonvolution frontale et de la circonvolution supra-sylvienne, la tête se rejette en arrière, les mâchoires s'ouvrent convulsivement dans toute leur largeur et des mouvements de la langue surviennent comme dans le cas précédent. Ici encore les observations de l'Expérience IV sont confirmées d'une manière éclatante et acquièrent par ce fait une plus grande précision.

Je vais maintenant exposer les résultats d'expériences analogues chez les chiens. Plusieurs de ces animaux moururent sous l'influence du chloroforme avant qu'on pût achever l'expérience. J'ai pu, dans un cas seulement, faire une exploration complète chez le chien. Dans deux autres, l'expérimentation fut partielle. Cependant les résultats ont été si précis, ont pu être reproduits avec tant d'exactitude que je n'hésite pas à les considérer comme satisfaisants et même comme concluants.

Expérience VI. — Chez un chien métis, animal d'ailleurs plein de vie, je découvre une grande étendue de l'hémisphère avant de commencer la faradisation (quand j'eus déterminé les fonctions de la partie d'abord découverte, j'explorai en détail celle des autres régions.)

La seconde bobine est fixée à 8 cent.

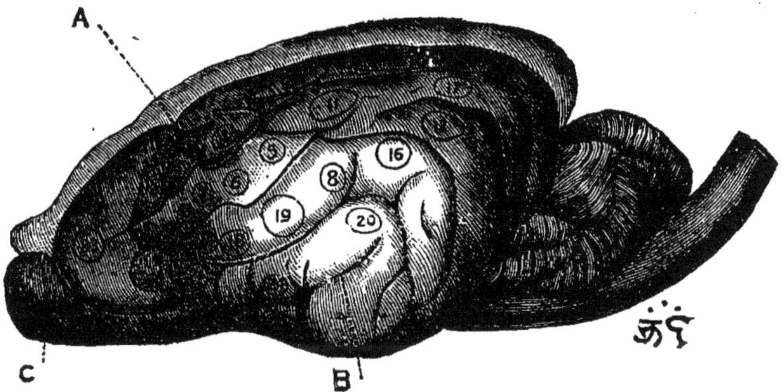

Figure 6. — Hémisphère gauche d'un cerveau de chien. Les lettres indiquent les mêmes points que dans les figures précédentes. Les chiffres (4), (3), (2), (1), (9), (10), sont sur la circonvolution externe-supérieure ; les quatre premiers répondent au gyrus sigmoïde de la division frontale. Les chiffres (7), (6), (5), (11), (12) et (17), sont sur la circonvolution externe-moyenne ; mais (17) répond à la division supérieure et (12) à la division inférieure ou son extrémité postérieure. Les chiffres (13), (14), (18), (19), (8), (16), reposent sur la circonvolution externe-inférieure, tandis que (25) et (20) correspondent à la circonvolution supra-sylvienne. Les autres chiffres indiquent les extrémités orbitaires des différentes circonvolutions : c'est dans le texte qu'on y fait allusion et qu'on explique leur signification.

Obs. 1. — Electrodes au point 1 (fig. 6 et 7), à la partie postérieure du gyrus sigmoïde de la division frontale de la circonvolution frontale externe. — Adduction de la patte de devant du côté droit. Ce mouvement est peu accentué.

Obs. 2. — Electrodes sur le même gyrus, mais un peu en avant. — *Elévation de l'épaule droite, adduction de la patte droite avec extension des orteils. La patte de derrière du côté droit est aussi fléchie et portée en avant.* (1)

Quand on a cessé la stimulation (qu'on avait répétée plusieurs fois', une attaque épileptique unilatérale survint : elle fut caractérisée surtout par des spasmes de la paupière droite, des mouvements d'élévation de l'épaule correspondante et une érection convulsive de la queue.

Obs. 3. — Electrodes aux points 2, 3, (fig. 6 et 7), encore sur le gyrus sygmoïde, mais à l'extrémité de la division horizontale du sillon crucial.

Dans ce cas, le seul mouvement observé fut la *rotation de la tête vers l'épaule droite.* Je n'ai pas pu depuis vérifier ce résultat. Il me semble cependant concorder avec les expériences de Fritsch et de Hitzig (2).

Obs. 4. — Electrisation sur le point 4 (fig. 6 et 7), sur le membre antérieur du gyrus sygmoïde de la circonvolution externe supérieure. — *Aussitôt, élévation du sourcil et de la paupière à droite.*

Comme le courant semble s'affaiblir, sans doute à cause de quelque dérangement dans la batterie, on, tire la seconde bobine à 7 cent. D'une manière générale, je graduais l'intensité du courant, de façon que les électrodes pussent être appliqués sans douleur sur le bout de la langue.

Obs. 5. — Electrodes en 5 (fig. 6 et 7), à l'extrémité postérieure de la division frontale de la circonvolution externe moyenne. — *L'œil droit se ferme avec force et la tête est attirée à droite* (3).

En prolongeant l'excitation, on produit un clignement rapide des paupières de ce côté.

Obs. 6. — Electrodes au point 6, (fig. 6 et 7), au milieu de la même circonvolution. — Même résultat que dans l'obs. 5, c'est-à-dire clignement de la paupière droite.

Obs. 7. — Electrodes en 7 (fig. 6 et 7) sur la même circonvolution frontale moyenne, un peu en avant du dernier point. Mêmes effets que dans les obs. 5 et 6, mais moins accusés.

Obs. 8. — Electrodes au point 8 (fig. 6 et 7), à l'extrémité postérieure

---

(1) Dans une autre occasion je pus mieux distinguer ces mouvements. Je trouvai que le centre d'action spécial de la jambe était situé un peu plus haut, près de la scissure médiane, dans le gyrus s'étendant de celle-ci à la circonvolution externe supérieure. Ce point n'est pas marqué par un chiffre sur la planche. Il est indiqué par le signe.

(2) Dans une autre expérience plus récente, je trouvais que la stimulation de cette région, comme celle du point 3, portait l'œil opposé à se tourner en dedans et produisait la dilatation de la pupille. Un mouvement très-léger, mais semblable à celui-ci, se voyait dans l'œil du même côté.

(3) Dans une autre expérience, j'ai trouvé que les deux globes oculaires se dirigeaient en dehors et un peu en bas ; les pupilles étaient nettement contractées.

de la division frontale de la circonvolution externe inférieure. — *L'œil droit se contracte spasmodiquement.*

Obs. 9. — Electrodes 9 (fig. 6 et 7), sur la circonvolution supérieure externe, en arrière du gyrus sygmoïde. — *La queue se meut d'abord de côté et d'autre, puis se dresse et reste roide. On observe aussi quelques contractions dans les muscles de la partie externe de la cuisse droite.* On peut reproduire les mouvements de la queue en appliquant les pôles au même point, et même dans une certaine étendue en arrière.

Après cette expérience, il survint une attaque épileptique caractérisée par des convulsions cloniques des paupières et de l'épaule du côté droit, avec érection puissante de la queue. L'attaque entière dura 30 secondes. Les convulsions semblèrent localisées aux mouvements musculaires dont les centres nerveux venaient d'être l'objet d'excitations répétées.

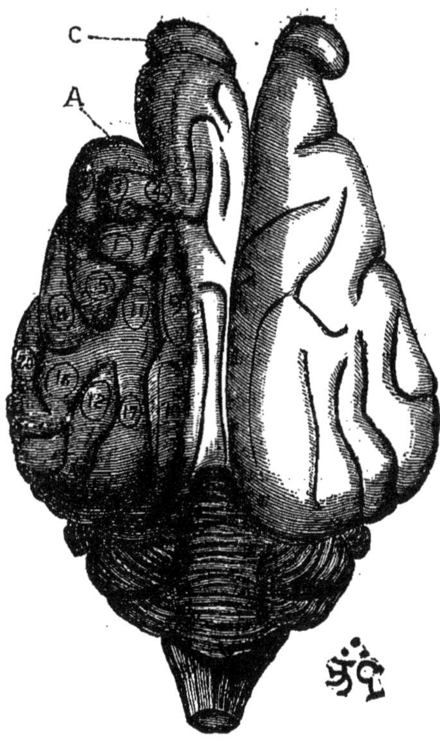

Figure 7. — Face supérieure du même cerveau. Les lettres et les chiffres ont la même signification que dans la figure 6. On a écarté les deux hémisphères de manière à montrer du côté gauche, le gyrus calloso-marginal.

Obs. 10. — Electrodes appliqués dans l'espace limité par le cercle 10 (fig. 6 et 7), à la partie moyenne de la circonvolution supérieure externe, en arrière du centre nerveux caudal. *Plusieurs applications déterminent seulement des cris de l'animal comme s'il était en proie à une vive douleur.* On pousse peu à peu la seconde bobine à 3 centimètres. Nous savions déjà par les expériences précédentes que pour déterminer quelques mouvements dans

cette région, il fallait une excitation électrique plus forte que pour les centres situés plus en avant. Les résultats cependant ne changèrent pas.

L'animal criait aussi pendant l'intervalle qui séparait chaque application
de l'électricité ; aussi n'attribuâmes-nous pas ces cris de douleur à l'excitation électrique elle-même, mais nous pensâmes que celle-ci était la cause de
leurs redoublements. Je ne voudrais pas cependant me prononcer d'une façon
définitive sur ce point, bien que la stimulation des mêmes régions chez le
chat ait paru aussi nous indiquer que c'était une région sensible.

Obs. 11. — Electrodes en 11 (fig. 6 et 7), au milieu de la circonvolution
externe moyenne en arrière du point 5. Contractions spasmodiques des
paupières à droite. Après quoi l'animal eut une attaque convulsive occupant
tout le côté droit. La face, le cou, les membres, la queue, étaient le siége
de secousses violentes.

On stimula encore la même région par un courant plus fort et une
seconde attaque épileptique survint. Elle commença par un tremblement de
la paupière inférieure droite, et atteignit la queue, qui, devenue roide,
fut prise de mouvements alternatifs à droite et à gauche. Pendant l'attaque,
l'animal parut avoir perdu toute connaissance.

Quand elle eut cessé, il devint très-agité. On le calma en lui adminis-
trant de l'éther une seconde fois. Pendant qu'il dormait profondément, on
excita, sans résultat, les points 5, 6 et 7. Cela était dû sans aucun doute à
la diminution de l'excitabilité du cerveau causée par l'anesthésique et par
les premières applications.

Obs. 12. — Seconde bobine à 4 cent. Electrodes appliqués au point 12
fig. 6 et 7 à le partie incurvée de la division inférieure de la circonvolution externe-moyenne. La tête se tourne d'abord à droite ; mais l'animal
s'agite de nouveau, une nouvelle attaque survient, et, on cesse l'exploration. On découvre alors le cerveau dans une plus grande étendue. L'animal redevient tranquille, et on recommence l'expérience. (Fig. 7).

Obs. 13. — Seconde bobine à 6 cent. Electrodes en 13 (fig. 6) à
l'extrémité antérieure de la division frontale de la circonvolution externe-
inférieure. — Spasme de la commissure droite de la bouche. — Cette
expérience ayant été répétée plusieurs fois, une légère attaque survient
limitée aux muscles de la face et du cou. Quand elle fut terminée, et après
quelques minutes d'intervalle, il y eut encore une attaque, caractérisée surtout par de violentes contractions de l'oreille droite.

Obs. 14. — Application des pôles en 14, sur la même circonvolution, eu
arrière du point précédent. *La commissure droite de la bouche est attirée en
haut, pendant que l'oreille se porte en haut et en dehors.*

Une application prolongée amène des mouvements convulsifs de la commissure droite et des muscles du cou du même côté. On excita ce point
encore une fois et on vit alors un changement très-remarquable se produire
dans l'état de l'animal.

Il commença d'abord par agiter sa queue et tendre son oreille droite.
Quand les plus violentes contractions furent passées, il éleva la tête, ouvrit
les yeux ; son regard s'anima et il se mit à remuer la queue comme si on le
caressait. Ce changement fut si frappant que ceux qui l'entouraient et moi-
même, nous crûmes d'abord que l'animal était complétement revenu de son

état de stupeur. Mais nous cherchâmes en vain à attirer son attention, en le frappant légèrement, en lui adressant des mots caressants, il continua de regarder obstinément à distance avec la même expression, et de remuer la queue. Après une minute ou deux, il retomba tout d'un coup dans son état de stupeur. Cela était dû évidemment à un courant dérivé.

Obs. 15. — Electrodes en 15 (fig. 6) sur une circonvolution verticale, antérieure au gyrus sigmoïde et se continuant avec la circonvolution frontale moyenne. *Elévation de la paupière supérieure.*

Obs. 16. — Electrodes au point 16 (fig. 6 et 7), au milieu de la circonvolution externe inférieure (région pariétale). — Pas de mouvements. L'animal s'agite et devient difficile.

Obs. 17. — Electrodes en 17 (fig. 6 et 7 à la partie postérieure de la division supérieure de la circonvolution externe-moyenne. Seconde bobine à 4 cent. — L'animal est agité, difficile, pousse des cris et remue sa queue, comme s'il souffrait. On cesse d'expérimenter cette région. On découvre alors une étendue plus grande du cerveau, en extirpant le globe de l'œil, en faisant sauter la voûte orbitaire, etc...

Obs. 18. — Seconde bobine à 6 cent. Electrodes au point 18 fig. 6, près de la partie antérieure de la division frontale de la circonvolution externe-inférieure.
Sa joue droite est attirée en haut, les commissures abaissées des deux côtés et le cou porté en bas et en dehors du côté gauche.
On ne peut savoir d'une façon certaine si ce mouvement est dû au trapèze ou au peaucier. L'expérience est répétée plusieurs fois avec les mêmes résultats. On prit soin de démontrer que la contraction des muscles cutanés *du côté gauche* n'était pas produite par des courants dérivés.

Obs. 19. — Electrodes au point 19 fig. 6, en arrière du précédent, sur la circonvolution frontale inférieure.
Tout le côté droit de la face est attiré en haut et les mâchoires se rapprochent. Le muscle temporal droit est fortement contracté, mais en raison de la réflexion du muscle *temporal gauche* et du mouvement de la projection de l'apophyse coronoïde de la branche montante du maxillaire, on ne peut s'assurer, si ce muscle lui-même n'est pas contracté. Cependant la contraction du temporal du côté droit élève naturellement la branche *gauche* du maxillaire.

Obs. 20. — Electrodes au point 8 fig. 6 et 7, comme dans l'observation 8. — Même effet que précédemment, c'est-à-dire fermeture des paupières à droite.

Obs. 21. — Seconde bobine à 8 cent. Electrodes au point 20 fig. 6 et 7, sur la circonvolution supra-orbitaire, à l'extrémité antérieure de la circonvolution frontale inférieure.

Obs. 22. — Electrodes au point 21 fig. 6 sur la circonvolution supra-orbitaire, juste à l'extrémité antérieure de la circonvolution frontale inférieure.
La tête se porte en arrière et la bouche s'ouvre. L'animal fait un faible

effort pour crier ou pour grogner. En ce moment, il était très-épuisé. Plusieurs applications des électrodes en ce point ou à son voisinage provoque des grognements et des cris plaintifs. comme ceux que pousse un chien qui rêve. Ces cris n'avaient pas lieu quand, au même moment, on appliquait les électrodes sur d'autres parties du cerveau.

Obs. 23. — Electrodes en 22 (fig. 6). (Seconde bobine à 4 cent. en raison de la diminution de l'excitabilité du cerveau). Le point 23 est sur la région supra-orbitaire un peu en avant du point 21. — *L'animal ouvre la bouche, rétracte sa lèvre supérieure et semble renifler ou pousser un grognement plaintif.*

Obs. 24. — Electrodes au point 23 (fig. 6), près de l'extrémité frontale de la circonvolution externe-supérieure. *La tête s'incline subitement sur la poitrine.*

Obs. 25. — Electrodes au point 24 (fig. 6), sur la circonvolution supra-sylvienne en avant de la scissure de Sylvius. Contraction de l'oreille droite ; mais l'animal est alors si épuisé qu'on ne peut plus obtenir aucun effet.

On fit alors plusieurs tentatives sur les ganglions cérébraux : les résultats en sont donnés plus loin. L'expérience avait duré 3 ou 4 heures.

On fit, comme pour le chat, une autre expérience pour rechercher si la symétrie existait, chez le chien, entre les deux hémisphères cérébraux et, pour cela, on découvrit l'hémisphère droit du cerveau d'un autre chien. Là encore, le succès de l'expérience ne fut pas complet, mais les résultats furent suffisants pour démontrer une symétrie absolue entre les deux côtés.

EXPÉRIENCE VII. — On met à nu la plus grande partie de l'hémisphère droit d'un petit épagneul. L'animal est endormi avec l'éther.

Obs. 1. — (Seconde bobine à 8 cent.). Electrodes au point correspondant à 11 (fig. 6 et 7), c'est-à-dire, sur la région pariétale de la circonvolution externe-moyenne, en arrière du point 5, centre des paupières. — *Rotation de la tête à gauche.*

Obs. 2. — Electrodes entre 11 et 17 (fig. 6 et 7), un peu en arrière, sur la même circonvolution externe-moyenne. — *L'animal tourne la tête à gauche, et peu à peu, après une excitation prolongée, garde cette situation, l'oreille droite en haut, et la gauche en bas.*

Obs. 3. — Seconde bobine à 7 cent. Electrodes au point correspondant à 12 (fig. 6 et 7), près de la partie incurvée de la division inférieure de la circonvolution externe-moyenne. — *Rotation de la tête à gauche comme auparavant.*

Si l'on compare les résultats de ces trois observations avec ceux qu'on a obtenus en excitant les points correspondants de l'hémisphère gauche du premier chien, on verra qu'ils sont des plus précis. J'ai noté que, pendant l'excitation, l'animal fut très-agité et que l'application des électrodes produisit chez lui de fréquentes attaques épileptiques. Les résultats, cependant, si incomplets qu'ils paraissent, sont tout à fait en harmonie les uns avec les autres ; je pense que dans le cas présent, les mouvements obtenus étaient normaux et qu'on peut toujours les produire en excitant les mêmes régions. Je ne puis encore établir ces faits par d'autres expériences : deux autres chiens moururent avant qu'on eût pu obtenir des effets sérieux et les expériences ne purent être poussées plus loin à cet égard.

Obs. 4. — Electrodes entre 5 et 11 (fig. 6 et 7), à l'extrémité postérieure de la circonvolution frontale moyenne, ou division antérieure de la circonvolution externe-moyenne. — *E*l*évation du sourcil gauche.* — Ce mouvement n'avait pas eu lieu seul dans les expériences précédentes, ce point n'ayant pas encore été exploré.

Obs. 5. — Electrodes en 6 (fig. 6 et 7), c'est-à-dire à la partie moyenne de la circonvolution externe-inférieure (région pariétale). — *L'oreille gauche se porte en bas et en arrière.* — On n'avait pas obtenu de résultat dans le premier cas, (Exp. VI), parce que l'animal était agité et que l'excitation cérébrale était déprimée.

Obs. 6. — Electrodes en 5 (fig. 6 et 7), à l'extrémité postérieure de la circonvolution frontale moyenne. — *L'œil gauche se ferme avec force.* — Ce résultat est semblable à l'obs. 5, exp. VI.

Obs. 7. — Electrodes appliqués de nouveau sur le point 16 et un peu en arrière, c'est-à-dire sur la partie recourbée de la circonvolution inférieure externe. — *On observe des mouvements fréquents de l'oreille.* Cependant leur nature n'est pas indiquée d'une façon précise dans mes notes. — L'animal est épuisé.

Obs. 8. — (Seconde bobine à 6 cent.) Les électrodes sont appliqués à la partie postérieure du cerveau, sur ses faces externe et interne ; mais, sans résultat. Ces régions paraissaient complétement insensibles à l'irritation électrique, quoique les autres points du cerveau fussent encore excitables.

Les électrodes sont alors appliqués aux extrémités antérieure et postérieure de la circonvolution externe-supérieure. On les enfonce légèrement dans la substance corticale. Il s'ensuit une attaque épileptique avec rotation de la tête à gauche et érection de la queue.

On enfonce alors les électrodes jusque dans le corps strié droit : l'animal tombe aussitôt dans le pleurosthotonos, la tête touchant la queue, les pattes de devant et de derrière fortement fléchies: Cet état dura tout le temps de l'excitation électrique. Les contractions étaient exclusivement toniques. — Tout l'hémisphère droit fut alors enlevé ; les résultats qu'on obtint sont signalés plus loin.

Si l'on rapproche l'une de l'autre les expériences VI et VII, on reconnaît qu'elles établissent la symétrie des deux hémisphères cérébraux, et si on compare les résultats de l'excitation électrique sur le cerveau du chien avec les mêmes expériences chez le chat, on remarque qu'il existe de grandes ressemblances.

Comparez les points (1), (2), (6) indiqués sur le cerveau du chat avec les régions (1) et (+) chez le chien : chez ces deux animaux c'est le centre des mouvements des pattes.

Les régions qui, dans le cerveau du chat, répondent aux points (7) et (8) et chez le chien aux points (4), (15), (7), (6), (5), (8), sont les centres des mouvements des paupières et de la face (1).

Voyez les points (9), (10), (11), (12), (13), (14) chez le chat et, chez le chien, les points (11), (12), (16), (17); c'est là que sont centralisés les mouvements latéraux de la tête et de l'oreille.

La région (9) du chien répond à la région (3) du chat : chez le premier c'est un centre pour les mouvements de la queue et probablement aussi pour les extenseurs du membre postérieur : chez le chat, cependant, les expériences n'ont pas, à cet égard, donné des résultats aussi précis.

L'espace indiqué par les points (13) (14) (18) (19) et (20) probablement, sur le cerveau du chien, points situés sur les circonvolutions frontales et supra-sylviennes et les extrémités orbitaires de ces circonvolutions (22), correspondent à un espace semblable limité chez le chat par les chiffres (18) (17) (16) et (15). C'est là le centre des mouvements unilatéraux et bilatéraux de la bouche, de la langue, des mâchoires, et même de certains muscles du cou. Les centres, qui président à l'ouverture de la bouche sont en avant de la scissure de

---

(1) Et des globes oculaires aussi.

Sylvius ; ceux qui font rapprocher les mâchoires sont, au contraire, situés un peu plus en arrière et plus près de la scissure elle-même. A l'extrémité des régions frontales (19) et (20 chez le chat, (23) chez le chien sont centralisés certains mouvements de la tête et du cou, dont la signification et les rapports exigent de nouvelles expériences pour être bien connus.

L'excitation des lobes postérieurs du cerveau de leurs faces externes et internes, du gyrus fornicatus n'a jamais déterminé aucune manifestation extérieure. Ces régions, comme la circonvolution de l'hippocampe elle-même, semblent être plutôt en rapport avec les centres sensitifs. Outre les résultats expérimentaux, certains faits anatomiques permettent cette hypothèse. Je ne veux pas entrer plus avant dans cette question ; mais je tiens à appeler l'attention sur le fait suivant : on peut chez tous les animaux suivre le nerf olfactif jusque dans l'extrémité du gyrus uncinnatus. Plusieurs faits cliniques semblent aussi démontrer que cette région est plus particulièrement en rapport avec le centre de l'odorat.

Cependant, ce sujet comporte des recherches plus étendues que celles que j'ai pu faire : j'ai voulu simplement indiquer ce sujet comme intéressant au point de vue de la clinique et de l'anatomie pathologique du cerveau.

Je vais maintenant exposer les résultats d'expériences méthodiques et semblables à celles que nous venons de décrire chez le chien et chez le chat, entreprises sur des lapins dans le but de rechercher les centres de localisation.

Mais, chez ces animaux, il est plus difficile, en raison de l'absence de circonvolutions nettement dessinées, de préciser les centres de localisation. J'ai dû seulement indiquer les régions par des chiffres sur les figures, afin de montrer la position des électrodes dans chaque expérience.

Comme chez le chien et chez le chat, j'ai fait des expériences comparatives sur l'hémisphère droit et sur l'hémisphère gauche. Les résultats ont été les mêmes, autant qu'il est permis de les comparer.

Expérience VIII. Lapin adulte . Hémisphère droit découvert. — Secon·
de bobine à 8 cent.

Obs 1. — Une première application des électrodes en 1 (fig. 8) avec la

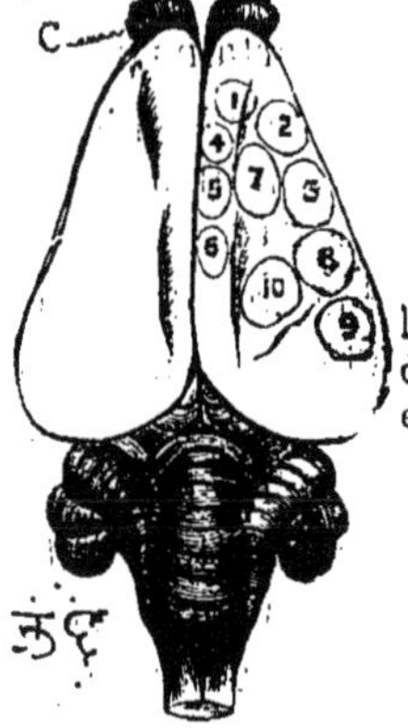

Fig. 8. — Surface supérieure d'un cerveau de lapin. Les lettres ont la même signification que dans les figures précédentes. La position des lettres est décrite dans le texte.

seconde bobine à 10 c. ne donne aucun résultat. On pousse alors la seconde bobine à 8 c. Au moment où on applique l'électrode au point sus-indiqué à la partie antérieure de la région frontale, *la lèvre supérieure gauche est attirée en haut, la tête portée légèrement à gauche.* Une application plus longue accuse la rotation de la tête à gauche et on voit survenir un mouvement de mâchonnement des lèvres de la bouche surtout du côté gauche.

Obs. 2. — Electrodes en 2 (fig. 8), un peu sur le côté de la région frontale, en arrière du centre de l'orbite. — *La bouche est tirée à gauche ; mouvement des mâchoires de ce même côté, comme si l'animal mangeait quelque chose.* En continuant l'application la tête se tourne à gauche.

Obs. 3. — Electrodes en 3 un peu plus en arrière. — Mêmes mouvements que dans les deux observations précédentes.

Obs. 4. — Electrodes au point 4 (fig. 8), parallèlement à la scissure longitudinale, à l'endroit où il existe une trace légère d'une circonvolution externe-supérieure.

Elévation de l'épaule gauche et extension des orteils. Après quelques secondes d'électrisation, la patte du côté gauche et les orteils furent pris de mouvements choréiques.

Obs. 5. — Electrodes en 5 (fig. 8), en arrière du point 4. — *Rétraction et adduction de la patte de devant du côté gauche avec extension des orteils* (1).

Obs. 6. — Electrodes en 6 (fig. 8), un peu plus en arrière encore, mais

---

(1) C'est un mouvement composé analogue à ceux que nous avons décrits chez le chat et chez le chien.

toujours parallèlement à la scissure médiane. Au moment où j'approchais les électrodes, l'animal éprouva une légère attaque épileptique, caractérisée par des mouvements choréiques de la paupière et de la lèvre gauche, la tête étant attirée du même côté. Cette attaque dura dix secondes.

L'application en ce point ne donna aucun résultat, car il survint une seconde attaque analogue à la première (mais on peut voir les résultats de l'excitation de cette région dans l'expérience suivante : Exp. IX).

Obs. 7. Electrodes en 7 (fig. 8), c'est-à-dire, au milieu du triangle formé par les chiffres déjà marqués sur la figure. *Mouvements de mâchonnement des lèvres, frottements des mâchoires l'une contre l'autre, comme si l'animal mâchait avec force.*

En touchant un point quelconque du même triangle, on produit les mêmes mouvements des lèvres et des mâchoires. Après cette observation survint une autre attaque qui dura 20 secondes, et ressembla aux précédentes.

Obs. 8. — Electrodes au point 8 (fig. 8 et 9), point indiqué dans mes notes comme postérieurs à la scissure de Sylvius. — *Aussitôt l'œil gauche se ferme avec force* (Voy. l'obs. 9, Exp. IX).

Obs. 9. — Electrodes en 9, en arrière du point 8 : *l'œil gauche se ferme une seconde fois*, les mouvements de l'oreille ne sont pas signalés dans ces observations (mais comparez les observations correspondantes, Exp. IX).

Obs. 10. — Excitation de la partie proéminente de la région pariétale du cerveau au point marqué 10 (fig. 8 et 9) ; pas de résultat bien net (mais consultez l'observation correspondante, Exp. IX).

Obs. 11. — Electrodes au point 11 (fig. 9), c'est-à-dire à la partie inférieure et latérale du lobe antérieur ou frontal. *Mouvements de mâchonnement des lèvres ; la bouche s'ouvre et se ferme.*

Obs. 12. — Electrodes au 12 (fig. 9), mêmes mouvements des lèvres et

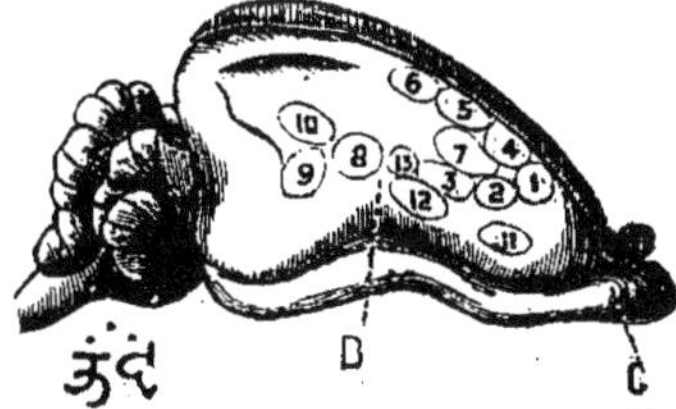

Fig. 9. — Vue latérale de l'hémisphère droit du cerveau de la fig. 8. Les lettres et les chiffres ont la même signification.

des mâchoires, comme si l'animal mangeait.

Obs. 13. — Les électrodes sont portés jusque sous la protubérance natiforme (Owen), ou extrémité du gyrus de l'hippocampe, sans donner lieu à aucun résultat bien précis ; l'animal se rejette vivement en arrière, redresse son oreille gauche, mais il est impossible de déterminer si ce n'est pas un effet de l'irritation des régions sensitives du cerveau ou de la dure-mère.

La stimulation des régions tout à fait postérieures du cerveau ne produit aucun effet. L'autre hémisphère est alors découvert et on l'excite par la faradisation : mais nos notes n'indiquent que d'une manière générale les points où les électrodes furent appliqués.

Obs. 14. — Electrodes appliqués à la partie inférieure et antérieure de l'hémisphère gauche. *La tête* est attirée à droite, et l'animal fait des mouvements de mâchonnement des lèvres du côté droit.

On découvre ensuite une plus grande étendue du cerveau, et on explore les corps quadrijumeaux et les ganglions cérébraux. Les résultats de cette observation seront donnés plus loin.

Afin de suivre la même voie expérimentale que chez les chats et chez les chiens, je vais maintenant exposer les résultats d'une expérience faite sur l'hémisphère gauche d'un autre lapin, dans le but de vérifier la loi de symétrie.

Expérience IX. — Lapin adulte de grosseur moyenne. Hémisphère gauche découvert. Seconde bobine à 8 cent.

Obs. 1 — Electrodes au point symétrique à 1 (fig. 8). Mouvement spasmodique d'élévation de la lèvre du côté droit, avec mâchonnement des lèvres et de la mâchoire.

Obs. 2. — Electrodes aux points analogues à 2 et 3 (fig. 8). Mêmes résultats, c'est-à-dire rétraction de la lèvre droite, mouvements de mâchonnement plus prononcés à droite.

Après ces quelques applications, l'animal est pris d'une légère attaque dans laquelle la tête est tirée à droite et la lèvre droite agitée de spasmes convulsifs. Ces résultats correspondent exactement à ce que nous avons relaté dans les observations 1 et 3, Exp. viii.

Obs. 3. Electrodes au point symétrique de 5 (fig. 8), c'est-à-dire en arrière du point 4, parallèlement à la scissure médiane. *Aussitôt, rétraction, adduction et flexion de la patte du côté droit, qui était auparavant dans l'extension.* Il y a là une harmonie complète avec l'observation analogue (Obs. 5, Exp. viii).

Obs. 4. — Electrodes au point correspondant à 4 (fig. 8). *Elévation de l'épaule droite et extension des orteils de la patte du même côté.* Ce résultat est analogue à celui de l'obs. 4, Exp. viii.

Obs. 5. — Electrodes au point 6, en arrière de 5 (fig. 8), encore parallèlement à la scissure médiane *Mouvements très-distincts de flexion et de projection en avant de la patte de derrière, auparavant en extension.*

On reconnaît facilement, en comparant cette observation à l'observation 6, Exp. viii, que les résultats sont dans ce cas plus caractérisés. C'est qu'elle n'était pas compliquée, comme la première, d'attaque épileptique.

Obs. 6. — Electrodes appliqués de nouveau à l'extrémité antérieure du lobe frontal aux points symétriques de 3 et 7 (fig. 8 et 9). *Mouvements de mâchonnement des lèvres et des mâchoires, la lèvre droite restant élevée.*

L'animal devient agité : on l'endort avec le chloroforme. Pendant la chloroformisation, la patte de devant exécute toute une série de mouvements très-rapides de flexion et d'extension alternativement et de rotation de dehors en dedans.

Bientôt on observe de véritables secousses choréiformes dans le membre antérieur, les lèvres et les moustaches du côté droit. Ces mouvements durèrent quelques minutes ; ils étaient excités par l'administration du chloroforme qu'on cessa pourtant dès le début. Quand l'animal fut redevenu tranquille on poursuivit l'expérience.

Obs. 7. — Electrodes aux points symétriques du 12 (fig. 9), en avant de la scissure de Sylvius. *L'animal ouvre la bouche. La contraction des muscles masticateurs a lieu très-nettement des deux côtés.* Si on se reporte à l'obs. 12, Exp. VIII, on voit que les faits s'accordent pour faire de ce point un centre d'innervation des mouvements de la bouche et des mâchoires. On ne remarque pas dans ces observations la disposition de la langue.

Obs. 8. — Electrodes en arrière et au-dessus du point 8 (fig. 9), c'est-à-dire sur la région pariétale (10). *La tête se tourne à gauche.*

Le mouvement de rotation de la tête du côté opposé n'est pas si accusé que dans l'expérience précédente, mais il est en harmonie complète avec les observations analogues chez le chat et chez le chien. On obtenait les mêmes effets en appliquant chez ces animaux les électrodes aux mêmes points.

Obs. 9. — Electrodes au point correspondant à 8 (fig. 9), en arrière de la scissure de Sylvius. *L'œil se ferme avec force.* L'oreille paraît aussi se fermer au même moment. Les mouvements de l'oreille accompagnaient toujours ceux des paupières, mais il était très-difficile de préciser leur but et leur mode. En se reportant à l'obs. 8, Exp. VIII, on voit que les mouvements des paupières ont lieu dans ce même cas.

Obs. 10. — Electrodes en avant du point 8 (fig. 9), à l'endroit marqué 12. *L'œil s'ouvre ; quelques mouvements surviennent dans l'oreille qui semble se dresser.* Il n'y a pas de points de comparaison de ce cas dans les expériences précédentes.

Toutes les autres observations furent en harmonie complète avec celles de l'Exp. VIII. Les régions postérieures du cerveau parurent aussi insensibles.

Des recherches plus nombreuses permettraient sans doute de localiser avec plus de soin chacun des centres nerveux ; mais, les résultats obtenus peuvent déjà, croyons-nous, nous permettre d'indiquer, avec une certaine probabilité, les centres d'innervation pour les mouvements des pattes, des

yeux, de la bouche et du cou, comme nous l'avons déjà fait
pour le cerveau du chien et du chat.

Chez ces divers animaux, l'analogie est frappante, et cependant il y a quelques différences remarquables. On peut voir
que la situation des centres nerveux des pattes, des yeux, de
la bouche et des mâchoires, à la partie antérieure des hémisphères chez le lapin, répond à la disposition des centres nerveux homologues chez le chien et chez le chat, dans un espace
qui s'étend depuis la scissure médiane jusqu'à la région orbitaire.

La région désignée par les chiffres (4), (5), (6), parallèle à la
scissure médiane, ou mieux, la circonvolution supérieure
externe du cerveau du lapin, a le même rôle physiologique
que les points (1), (2) et (6), chez le chat, et que les points (1),
(+), (9), chez le chien. Mais chez le chat, la patte de devant a
un centre mieux circonscrit ; chez le chien, les pattes et la
queue ont un centre commun ; il en est de même pour la
patte de devant et de derrière du lapin.

Les centres indiqués par les chiffres (13), (8) et (9), sur le
cerveau du lapin, ont les mêmes fonctions et occupent la
même région que les centres (7) et (8) du chat, et que les centres (15), (4), (7), (6), (5) et (8) du chien ; c'est-à-dire que chez
ces trois animaux, les mouvements des paupières, à part de
légères différences, ont leur centre dans la région frontale
moyenne.

Chez le lapin, les mouvements de l'oreille et du cou du côté
opposé, s'associent avec les précédents ; leur centre répond au
point (10). La même région est indiquée par les points (9),
(10), (11), (12), (13)? (14), chez le chat, et (11), (12), (16), (17),
chez le chien ; elle forme la région pariétale.

Les mouvements des lèvres et de la bouche, chez le lapin,
ont un centre qui, à première vue, diffère essentiellement de
celui du chat et du chien. On voit, en effet, que les mouvements, chez le lapin, sont centralisés non-seulement dans la
circonvolution frontale inférieure (11), (12), mais encore dans
une étendue considérable des régions frontales antérieure
et supérieure ; tandis que chez le chat et le chien, ces mêmes

mouvements ont des centres compris entièrement dans les régions frontales inférieures et orbitaires, et au voisinage de la scissure de Sylvius.

Mais la partie supérieure des lobes frontaux est peu développée chez le lapin, tandis que la partie inférieure des mêmes lobes est beaucoup plus considérable, et occupe une situation à la partie antérieure des hémisphères, qui répond aux régions frontales et moyennes très-développées chez le chat et le chien. Si on tient compte de cette disposition, on verra que l'analogie est aussi complète que possible chez les trois animaux, pour les mouvements de la patte, de l'œil et de la bouche, etc.

Le développement, relativement considérable, des centres des mouvements de la bouche, chez le lapin, est en rapport avec les habitudes de cet animal. C'est pour la même raison que les chats et les chiens ont des centres plus étendus, les premiers pour les mouvements des pattes, et les seconds pour les mouvements de la queue.

J'ai fait aussi plusieurs expériences sur des pigeons, dans le but de produire artificiellement l'épilepsie, et de localiser les centres moteurs; mais, comme je l'ai déjà dit, les résultats ont été nuls, le cerveau des oiseaux étant complétement insensible à l'excitation électrique. On ne réussit à déterminer aucune manifestation qu'on applique les électrodes à la surface, ou qu'on les fasse pénétrer profondément dans la pulpe cerébrale. Le cervelet des pigeons et des poulets m'a paru insensible aussi aux courants électriques.

C'est pour cela qu'il m'a été impossible de comparer, au point de vue expérimental, les diverses régions du cerveau des oiseaux et des mammifères. De nouvelles recherches conduiront peut-être un jour, à découvrir un moyen d'exciter artificiellement les centres nerveux chez les oiseaux.

Désireux de faire une exploration complète du cerveau, nous avons entrepris quelques expériences sur les ganglions cérébraux, quand l'excitabilité des circonvolutions avait été déjà épuisée, ou rendue trop vive par les expériences antérieures. Les résultats de cette exploration vont maintenant être exposés brièvement; nous n'entrerons pas dans les détails de chaque expérience.

Voici d'abord quelle est la méthode que nous avons suivie : On met le cerveau à nu rapidement, et on le découvre suffisamment, pour permettre de diviser facilement la voûte du corps calleux, et on ouvre les ventricules latéraux, de manière à montrer complétement les ganglions de la base du cerveau. L'application des électrodes sur le corps strié des chiens, cause un pleurosthotonos très-puissant, la tête touchant à la queue, les muscles de la face et du cou étant contracturés, et les membres antérieurs et postérieurs en flexion forcée ; la prédominance des fléchisseurs sur les extenseurs était toujours très-accusée. Quand on enlevait les électrodes, la contracture cessait entièrement. Pas de mouvements cloniques pendant ou après l'excitation. Apparemment, chaque muscle ou chaque groupe de muscles, représentés dans les circonvolutions, et situés d'un même côté du corps, se trouvaient excités par l'irritation du corps strié. On évitait, en appliquant les électrodes, de léser la substance cérébrale. L'action du corps strié était toujours croisée. L'excitation du corps strié droit produisait le pleurosthotonos à gauche, tandis que celle du corps strié gauche le déterminait à droite. Si, au même moment, on transportait les électrodes sur les couches optiques, on n'obtenait aucun effet, ni d'un côté ni de l'autre. Revenait-on sur le corps strié, on produisait de nouveau le pleurosthotonos.

L'application des électrodes sur l'hippocampe ou sur les parties avoisinant la corne d'Ammon n'avait aucun résultat.

Chez les lapins, sur lesquels on fit le plus grand nombre d'expériences, l'excitation du corps strié causait la rotation de la tête du côté opposé; mais généralement on n'observa pas le pleurosthotonos. Souvent, pendant que la tête se tournait d'un côté, les mâchoires se fermaient, mais sans contracture. Si l'on faisait passer les électrodes d'un corps strié sur l'autre, alternativement, on produisait des contractions croisées des muscles du cou et des mâchoires.

L'irritation du pied de l'hippocampe, aux points où il repose sur la couche optique, de l'hippocampe lui-même, et de la voûte à trois piliers, resta sans effet. Afin de comparer, on portait les électrodes sur les corps striés, et on obtenait chaque fois les effets déjà signalés. — En écartant le pied de l'hippocampe, on découvrit une autre partie de la couche optique. Mais là encore les électrodes ne déterminèrent aucun mouvement.

Les résultats négatifs obtenus constamment par l'excitation de la couche optique, de la voûte à trois piliers, de l'hippocampe, semblent démontrer que ces parties ne jouent aucun rôle, au point de vue de la motilité. On ne peut pas dire non plus que leur irritation produisit de la douleur ; car jamais les animaux n'en ont manifesté le moindre signe.

Il est, d'un autre côté, difficile d'affirmer que leur rôle est relatif aux sensations ou à l'élaboration des sensations ; mais on peut certainement admettre que toutes les parties ci-dessus désignées, et les couches optiques, ne sont pas des ganglions moteurs, surtout si l'on compare l'excitabilité des ganglions moteurs à l'insensibilité absolue des couches optiques, quand on irrite les deux régions en même temps.

Le mode d'exploration que j'ai employé, est bien plus capable de me donner des résultats sérieux que les méthodes anciennes de dilacération et d'excision. L'irritation électrique n'a lieu qu'à la surface, et n'excite que l'activité fonctionnelle des ganglions, de sorte qu'il est impossible d'agir sur les faisceaux moteurs qui traversent la couche optique pour se rendre au corps strié. Je ne veux pas discuter longuement les opinions émises par les expérimentateurs qui m'ont précédé sur le rôle des ganglions cérébraux ; je préfère m'en tenir exclusivement aux résultats de mes expériences. Je pense que les *lésions matérielles* et les *lésions de décharge* des couches optiques, ne produisent la paralysie des mouvements ou leur excitation, que parce qu'elles affectent les faisceaux moteurs du *système de projection* du cerveau (Meynert), faisceaux qui, passant au-dessous des corps striés, vont, en traversant la couche optique ou en passant au-dessous, gagner les pédoncules cérébraux. Cette opinion est en rapport avec les faits cliniques, et si on la compare aux effets obtenus par l'irritation des centres moteurs, on s'expliquera les signes qui ont conduit Meynert (1) à diagnostiquer les lésions des couches optiques pendant la vie.

Les expériences destinées à rechercher le rôle des corps quadrijumeaux, expériences faites surtout sur des lapins, nous ont donné des résultats très-précis. Ces ganglions sont, en effet, excessivement sensibles à l'excitation électrique.

Voici, en effet, ce que j'écrivais dans mes notes, à la suite de ma première expérience sur les ganglions, chez un lapin. Les électrodes (seconde bobine à 5 centim.) appliqués sur les tubercules quadrijumeaux antérieurs déterminent aussitôt un violent opisthotonos, la tête s'incurve en arrière, la queue se dresse, les membres antérieurs et postérieurs deviennent rigides, les pupilles sont largement dilatées, et les mâchoires fortement serrées l'une contre l'autre. Une seconde application produit un retour si subit et si violent de l'opisthotonos, que l'on ne peut retirer les électrodes assez vite pour les empêcher de s'enfoncer dans la substance cérébrale, à une profondeur de deux lignes au moins, comme je m'en suis assuré après.

Dans ce dernier cas, les pupilles se contractèrent, et j'attribuai ce résultat à l'irritation des noyaux de la troisième paire, situés au-dessous de l'aqueduc de Sylvius, au niveau du point lésé. A chaque application du courant électrique, l'opisthotonos survenait, était très-intense, et se prolongeait en général une demi-minute après qu'on avait enlevé les pôles.

J'entrepris une seconde expérience, dans le but spécial de rechercher si les corps quadrijumeaux avaient une action croisée sur les muscles extenseurs. Voici quels en furent les résultats. L'irritation du tubercule antérieur droit produisait la dilatation des deux pupilles (il n'est pas indiqué si la gauche était plus dilatée que la droite), l'extension du tronc et des deux membres; mais le gauche était plus rigide que le droit. L'irritation du tubercule gauche donnait des résultats

---

(1) Stricker's *Med. Jahrbücher*, 1872, *p. 188.*

semblables du côté opposé. Une excitation plus forte d'un seul ou des deux tubercules quadrijumeaux, causait un opisthotonos général, comme dans l'expérience précédente.

De toutes ces expériences, il résulte que l'action des tubercules quadrijumeaux est plus ou moins croisée, mais qu'une violente excitation de ces ganglions détermine la contraction des muscles extenseurs des deux côtés du corps.

J'ai répété un grand nombre de fois les expériences sur des lapins, et toujours avec les mêmes résultats. L'opisthotonos survenait chaque fois si rapidement, qu'il fallait réellement beaucoup d'attention et de dextérité, pour ne pas blesser ces ganglions avec les électrodes, au moment où la tête se rejetait en arrière avec tant de force ! Toujours les mâchoires se fermaient violemment. Si l'animal n'était pas lié fortement, il suffisait de toucher les tubercules quadrijumeaux, avec les électrodes, pour qu'il fît un saut de la tête aux pieds, qui le précipitait au bas de la table. Dans les expériences sur le cervelet, spécialement à la partie antérieure, il est absolument nécessaire de maintenir les électrodes à une certaine distance des tubercules quadrijumeaux, si l'on ne veut pas avoir des résultats complexes, et faire manquer l'expérience par la brusquerie de l'opisthotonos déterminé par l'irritation de ces ganglions, quand la tête n'est pas solidement fixée.

Sur un chat chez lequel j'avais expérimenté les circonvolutions et épuisé leur excitabilité, j'enfonçai un des électrodes dans la partie postérieure d'un hémisphère, pendant que je maintenais l'autre à la surface du cerveau. Aussitôt, la tête se porta en arrière et se roidit, les mâchoires se serrèrent fortement, et les commissures labiales s'écartèrent autant que possible : on aurait dit que le visage de l'animal était animé d'un *rire sardonique*. Je crus tout d'abord qué mon électrode avait pénétré dans les tubercules quadrijumeaux ; je le maintins alors dans sa position et je promenai l'autre électrode çà et là à la surface du cerveau, simplement pour fermer et ouvrir le circuit. Chaque fois que je le fermais j'étais sûr d'obtenir les effets que je viens de décrire. Maintenant l'électrode fixé dans sa position, je cherchai par la dissection où il avait pénétré : il occupait le point de la ligne médiane compris entre les tubercules nates et les tubercules testes de chaque côté, qu'il n'avait nullement lésés.

Dans ce cas, l'opisthotonos n'avait pas été aussi accusé que sur les lapins : mais j'attribuais cela, à ce que, au moment où je faisais l'expérience, l'excitabilité des ganglions cérébraux était déjà très épuisée.

Deux fois, sur des chats, j'ai essayé d'enlever une partie du cerveau, afin d'arriver directement sur les tubercules quadrijumeaux mais je ne parvins pas à les découvrir assez pour expérimenter avant la mort de l'animal ; déjà tout son cerveau était insensible.

Dernièrement cependant, j'ai réussi à découvrir les tubercules nates et testes du côté gauche. L'irritation de ces deux ganglions produisit la contracture des mâchoires et la rétraction des commissures labiales. Il me fut cependant impossible de localiser exactement l'irritation sur l'un ou l'autre. En rendant le courant plus fort, avec ce trismus survint un violent opisthotonos avec extension des membres, rétraction de la tête et élévation de la queue. Ces résultats sont identiques à ceux que j'avais obtenus chez les lapins. Le trismus apparut toujours avant que l'opisthotonos ne fut complet.

Ces expériences jettent un certain jour sur la pathogénie de la forme du tétanos qu'on appelle opisthotonos: il serait intéressant dans les cas de mort par cette affection d'examiner les tubercules quadrijumeaux.

Je dois, à ce propos, rapporter certains phénomènes survenus sur un pigeon que j'électrisais, dans un moment où je ne connaissais pas encore leur signification.

Après avoir cherché, sans y réussir, à produire des mouvements par la faradisation du cerveau de ce pigeon, j'enlevai complétement les deux hémisphères.

Aussitôt, l'animal est pris d'un violent opisthotonos ; le cou s'incurve, la tête se porte en arrière, jusqu'à ce que la pointe du bec regarde directement en haut, la queue s'arrondit au-dessus du dos de telle sorte que l'oiseau forme un arc complet de la tête à la queue : les pattes étaient dans l'extension, et les ailes légèrement étendues et portées en haut et en arrière.

Parfois la contracture semblait diminuer, mais, jamais elle ne cessa complétement. La plus légère irritation, une parole prononcée un peu haut, un simple attouchement, suffisaient pour accroître immédiatement le spasme tétanique.

On sacrifia l'animal et on examina le cerveau. Les hémisphères cérébraux avaient été enlevés complétement. Les nerfs optiques n'avaient pas été lésés : mais la partie antérieure des lobes optiques était dilacérée surtout du côté droit, où la bandelette optique avait été arrachée dans une certaine étendue. Je n'ai pas fait d'autres expériences sur les lobes optiques des oiseaux ; je n'ai pas exploré leur excitabilité par les courants électriques : mais les phénomènes que je viens d'exposer me semblent expliqués suffisamment par l'irritation de ces ganglions déterminée par leur lésion mécanique. Si la contracture tétanique a persisté si longtemps, c'est que la lésion était une cause permanente d'irritation.

La structure des lobes optiques ressemble beaucoup à celle des corps quadrijumeaux : j'ai fait des recherches histologiques assez complètes sur ce sujet et je me propose d'en faire l'objet d'une prochaine publication. Quoi qu'il en soit, les expériences que je viens de rapporter sont une preuve du rôle identique que jouent ces ganglions au point de vue physiologique.

Que l'intégrité des corps quadrijumeaux soit indispensable à la vision, c'est là un fait bien démontré (voyez plus loin, p. 53). Mais on ne peut préciser d'une manière satisfaisante si la perte de la vue est due aux lésions des centres où se terminent les bandelettes optiques ou seulement à celle d'un point intermédiaire. Les relations intimes qui existent entre les lobes optiques et le cervelet chez tous les animaux, et, plus particulièrement dans les dernières classes de vertébrés, et, d'autre part, les expériences sur le cervelet, rapportées plus loin, sont des faits d'une grande importance au point de vue des relations des centres optiques et du cervelet.

Aussi, quoique mes expériences me permettent d'admettre avec quelque probabilité que les *corps quadrijumeaux* sont des centres médiats ou immédiats pour les muscles extenseurs je ne voudrais pas en conclure que ces ganglions n'ont que cette fonction physiologique. Mes expériences ne sont pas, du reste, assez nombreuses pour établir quel autre rôle, ils peuvent jouer. Je réserve cette question pour des études ultérieures.

Avant de résumer et de généraliser les résultats obtenus dans les expériences sur les hémisphères et les ganglions cérébraux, expériences que j'ai rapportées plus haut avec grands détails, je vais exposer les résultats d'autres expériences sur le *cervelet*.

Il est très-difficile d'employer pour l'étude physiologique du cervelet, le mode d'exploration dont je me suis servi pour les hémisphères et les ganglions cérébraux. Comme ceux-ci, le cervelet est sensible à l'excitation faradique, mais son excitabilité est rapidement épuisée par l'hémorrhagie. Les opérations nécessaires pour découvrir le cervelet donnent toujours beaucoup de sang; il provient des nombreux sinus veineux, situés à la face interne de l'occipital. Pour cette raison, il m'a été impossible d'explorer complétement les divers lobes et lobules du cervelet, chez le même animal. J'ai donc dû faire mes expériences sur un grand nombre d'animaux, afin de déterminer d'une façon précise les fonctions des régions que je n'avais pu explorer une première fois, pour une raison ou pour une autre.

Dans plusieurs cas, cependant, j'ai pu découvrir une assez grande étendue du cervelet pour l'explorer tout entier. Comme pour les hémisphères, j'ai réussi souvent à arrêter l'hémorrhagie en introduisant des boulettes de toile de lin dans les orifices saignants. Ma première expérience eut lieu chez un cochon d'Inde, dont j'enlevai une petite rondelle du crâne par une couronne de trépan de chaque côté de la protubérance occipitale externe, et je pus appliquer directement les électrodes sur la surface du cervelet.

Les résultats que j'obtins dans cette première expérience auraient pu me faire croire que le cervelet n'était pas excitable ou tout au moins qu'il n'avait aucune influence sur la motilité. Qu'on prît la précaution de donner du chloroforme ou qu'on s'en abstînt, l'application des électrodes n'avait aucun effet, l'animal restait parfaitement immobile. Parfois, pendant l'application de courants puissants, l'animal s'agitait, poussait des cris, mais ce n'était là que l'agitation et les cris habituels aux cochons d'Inde dans toutes les expériences.

La seconde bobine étant à 4 cent., les électrodes purent être appliqués une minute entière sans qu'on constate aucun résultat. On les avait posés aussi doucement que possible, et, cependant, on excoria légèrement la substance cérébelleuse. Après l'excitation, l'animal put rester debout sur ses pattes, mais il était chancelant : si on l'excitait à marcher, il trébuchait à droite et à gauche et tombait fréquemment comme un animal ivre. On n'examina pas les yeux.

On tua l'animal et on étudia le cervelet. Les pôles avaient été appliqués à la partie antérieure et supérieure des lobes latéraux : ou avait dilacéré la substance grise dans la profondeur d'une ligne. Ces faits confirment les nombreuses observations qui démontrent que les lésions du cervelet causent un défaut de coordination musculaire et la perte de l'équilibre. Ma seconde expérience fut faite chez un lapin dont j'avais déjà exploré les ganglions cérébraux ; je soumis son cervelet à l'excitation électrique et je remarquai que, dans ce cas, celui-ci semblait coordonner les mouvements des paupières : ce fait m'engagea à entreprendre des recherches plus méthodiques.

Dans toutes mes notes, je trouve consigné ce fait : les applications répétées et rapides des électrodes sur le cervelet sont sans résultat ; mais si je prolonge l'application à la partie antérieure des lobes latéraux j'observe constamment dans les globes oculaires un nystagmus très-prononcé ; si je promène les électrodes çà et là sur différentes parties du cervelet, souvent il survient des mouvements des yeux. Dans ces premières observations j'ai noté constamment la dilatation des pupilles ; plus tard mon attention a été tellement absorbée par l'étude des mouvements des yeux que je n'ai pas songé à remarquer l'état des pupilles. Je ne peux pas entrer dans les détails de chaque expérience chez chaque animal, mais à propos de l'une d'elles, je vais exposer les résultats plus ou moins complets obtenus chez douze lapins. Les difficultés qu'on rencontre dans l'exploration du cervelet sont beaucoup plus grandes que pour les hémisphères cérébraux, comme je l'ai déjà dit. Au danger de l'hémorrhagie, il faut ajouter la difficulté de constater les mouvements des yeux. Souvent après une excitation prolongée d'une partie du cervelet, dans le but de vérifier les résultats déjà obtenus, les globes oculaires étaient agités d'un nystagmus continuel et les mouvements, qui auraient pu se manifester ailleurs, auraient été difficilement appréciés, en raison de l'état épileptique provoqué par l'irritation des centres déjà explorés. Si, en raison de la diminution de l'excitabilité du cervelet, on se sert de courants trop forts, on voit alors des mouvements qui ne peuvent plus être attribués à une excitation localisée ; de plus, la situation de la tête de l'animal qu'on chloroformise peut modifier les résultats. C'est pourquoi, il est nécessaire de bien se rendre compte des faits, et ceux qui voudront répéter mes expériences devront se mettre dans les mêmes conditions.

Les résultats que je vais maintenant exposer sont ceux que j'ai obtenus le plus constamment, mais il ne faudra pas les regarder comme définitifs et croire qu'ils ne demandent pas à être vérifiés et mieux décrits, surtout en ce qui concerne les mouvements des muscles des yeux.

EXPÉRIENCE X. — Lapin. Cervelet mis à découvert par l'ablation successive de fragments de l'os occipital. Incision de la dure-mère. Seconde bobine comme de coutume à 5 cent. Electrodes appliqués sur les différents points marqués dans les fig. 10 et 11.

Obs. 1. — Electrodes en 1 (fig. 10), sur la division supérieure du lobe moyen du cervelet. *L'œil droit se tourne en dehors et le gauche en dedans, suivant un plan horizontal.* En raison de la situation des yeux du lapin, on peut dire qu'ils se sont tournés, l'un en arrière, l'autre en avant, au lieu de en dehors et en dedans.

Obs. 2. — Electrodes sur le milieu de la circonvolution moyenne du cervelet au point 2 (fig. 10). *L'œil droit se tourne en dedans et le gauche en dehors, dans le même plan horizontal.*

Obs. 3. — Electrodes sur la division inférieure du lobe moyen, point 3 (fig. 11). Mêmes mouvements que dans l'obs. 2. c'est-à-dire, que *l'œil gauche regarde en dehors et le droit en dedans*. Il résulte de ces faits que les divisions supérieure et inférieure du lobe moyen du cervelet ont une action inverse.

Le lobe moyen fut exploré en trois points, parce que comme on le voit sur la figure, il présente trois divisions. Il n'y a pas cependant de parties distinctes au point de vue physiologique.

Pendant ces expériences, on tenait la tête du lapin de façon que les angles des yeux restent autant que possible dans le plan horizontal auquel il devenait alors facile de rapporter les mouvements produits. Il est nécessaire d'appliquer les électrodes au centre des lobules et de ne pas approcher trop près des lobes latéraux, si on ne veut pas obtenir de résultats contradictoires.

Obs. 4. — Electrodes à la partie postérieure de la division supérieure du lobe latéral gauche, point 4 (fig. 10). *L'œil droit se porte en bas, puis se tourne en arrière ou en dehors, tandis que l'œil gauche se porte d'abord en haut, se dirige en avant ou en dehors.*

Parfois en électrisant ce lobule, j'ai observé des mouvements de sens contraire à ceux que je viens de décrire, c'est-à-dire que l'œil droit regardait en haut et en avant et le gauche en bas et en dehors; mais d'après des

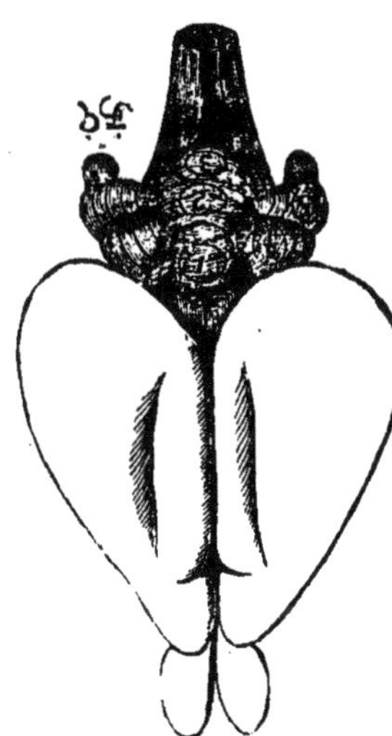

Fig. 10.

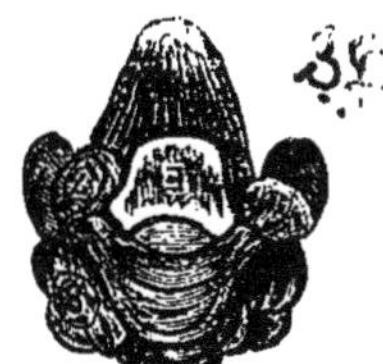

Fig. 10. Face supérieure du cerveau et du cervelet d'un lapin. Les chiffres 1, 2 3, sont sur les divisions supérieure, moyenne et inférieure du lobe médian du cervelet. Les chiffres 4, 5 et 6 sont sur les divisions supérieure, moyenne et inférieure du lobe latéral gauche.

Fig. 11.

Fig. 11. Aspect antérieur du même cervelet, vu juste en arrière des corps quadrijumeaux. E est sur la coupe du pont de Varole. Le chiffre 7 est sur le flocculus antérieur de la division inférieure du lobe latéral gauche. Le chiffre 8 est sur la face antérieure de la division supérieure du même lobe.

observations assez nombreuses, je suis porté à croire que le premier mouvement est le plus important ; le second serait dû à une sorte d'oscillation réflexe. Parfois cette oscillation ou ce nystagmus durait un certain temps.

L'irritation de la division supérieure symétrique du lobe latéral droit produisait un effet inverse de celle du lobe latéral gauche ; l'œil droit se tournait en bas et en dehors et le gauche en haut et en dedans. L'irritation simultanée des deux lobes latéraux neutralise les effets.

Obs. 5. — Electrodes sur la division moyenne du lobe latéral, point 5 (fig. 10). *L'œil droit se dirige en bas et tourne de dehors en dedans en sens inverse des aiguilles d'une montre ; l'œil gauche se porte en haut et tourne de dedans en dehors, dans le sens des aiguilles.*

Obs. 6. — Electrodes sur la division inférieure du lobe latéral gauche, au point 6 (fig. 10). *L'œil droit tourne sur son axe antéro-postérieur de dedans en dehors, l'extrémité supérieure du méridien vertical se dirigeant en sens inverse des aiguilles de la montre : l'œil gauche tourne autour du même axe, de dehors en dedans, le méridien vertical s'inclinant dans la même direction. Les méridiens verticaux restent parallèles.*

Obs. 7. — Electrodes sur le flocculus antérieur de la division inférieure du lobe latéral gauche, point 7 (fig. 11). *L'œil droit tourne sur son axe antéro-postérieur, de dehors en dedans, le méridien vertical s'inclinant dans le sens des aiguilles de la montre ; on ne peut observer l'œil gauche.*

J'ai obtenu ce dernier effet une fois seulement, car il très-difficile d'explorer cette partie du cervelet, aussi est-il à vérifier. Les divisions inférieures des lobes latéraux semblent donc être les centres de la rotation des yeux sur leur axe antéro-postérieur.

Obs. 8. — Electrodes à la face antérieure de la division supérieure du lobe latéral gauche, point 8 (fig. 11). *Les deux yeux se portent en haut, puis en bas.* Des oscillations de haut en bas suivirent généralement l'excitation de cette face et durèrent quelques secondes.

Je n'ai pu mieux localiser les centres des mouvements en haut et en bas des globes oculaires. Un nystagmus continuel est la conséquence très-fréquente de l'excitation prolongée du cervelet.

Dans mes notes je trouve que, parfois, l'irritation du cervelet produisait la projection en avant du globe oculaire et l'augmentation de la convexité de la cornée ; mais le point d'application des électrodes n'y est pas indiqué.

Autre fait également inclus dans mes notes : Souvent la dilatation des narines et la traction en arrière des moustaches accompagnèrent les mouvements des yeux, mais il me fut impossible de savoir si cela était dû à l'irritation du cervelet ou à toute autre cause. Excepté chez le chat où, comme chez le lapin, j'ai constaté que l'excitation du cervelet déterminait des mouvements des globes oculaires, je n'ai pas encore essayé, chez d'autres animaux, de rechercher les centres de ces mouvements.

De l'aphasie.

Parmi les faits que j'ai rapportés dans les pages précédentes, beaucoup renferment en eux-mêmes leur explication et demandent seulement une interprétation plus générale de leur rôle physiologique. La méthode expérimentale que j'ai suivie est favorable au développement artificiel des fonctions des diverses parties de l'encéphale : ce genre d'excitation les met dans des conditions assez semblables à celles qui résultent des stimulants psychiques et volontaires ou coïncident avec eux.

L'activité physiologique du cerveau comme celle de toutes les autres parties du corps s'accompagne d'un afflux plus grand du liquide sanguin. L'excitation électrique (quoiqu'elle puisse agir autrement sur les cellules nerveuses), développe en un point ou dans toute l'étendue des hémisphères cérébraux cette hypérémie physiologique qu'on rencontre dans tous les organes en activité fonctionnelle. Loin donc de considérer cette excitation modérée comme capable de produire des mouvements anormaux, il nous semble que les mouvements musculaires, déterminés par l'irritation de chacune des circonvolutions en particulier, ne sont que l'effet de l'excitation provoquée et artificielle de l'activité fonctionnelle normale des circonvolutions. C'est ce caractère positif des résultats de cette méthode qui la rend précieuse pour l'étude de la localisation des fonctions cérébrales. Mais, les mouvements produits par la stimulation des centres des hémisphères ont une signification plus intime que les mouvements semblables causés par l'excitation directe des muscles eux-mêmes ou de leurs nerfs moteurs. Les mouvements que nous avons décrits dans nos expériences ont un caractère intentionnel et significatif, et, si nous voyions quelqu'un les exécuter, et si

nous voulions les analyser psychologiquement, nous serions
tentés de les attribuer à l'idéation et à la volition. Le chat qui
rentre ses griffes, ou donne un coup de patte, n'exécute pas
une simple contraction musculaire, mais il met en action des
groupes complexes et associés de muscles assez nombreux
qui se meuvent dans un but déterminé. Evidemment, nous
n'avons, pour nous guider dans l'interprétation des actes des
animaux d'espèces inférieures, que la connaissance de nous-
mêmes ; et, comme pour nous, nous attribuons des mouvements si complexes et si bien déterminés à l'impulsion de l'i-
déation et de la volition, nous en concluons que les centres
de la couche corticale du cerveau ne sont pas seulement des
centres moteurs, mais encore des centres volontaires en rapport avec les manifestations extérieures de l'intelligence.

Maintenant, une question importante se présente : quelles
relations y a-t-il entre les circonvolutions, comme centre moteur, et les parties des hémisphères cérébraux qui sont le
siége des processus intellectuels les plus directement en rapport avec ces mouvements musculaires si définis? Les centres d'idéation occupent-ils les mêmes régions que les centres
moteurs ; ou bien, le développement de certains centres moteurs, indique-t-il simplement que les centres d'idéation, sans
être précisément localisés aux mêmes points que les premiers, sont aussi développés qu'eux ? C'est, en effet, par ces
centres que l'intellect se manifeste extérieurement.

La localisation très-complète des centres de la main indique
un grand degré d'habileté manuelle, ou tout au moins la pos-
sibilité de l'acquérir, et demande la possession des pouvoirs
intellectuels en rapport avec cette dextérité (1).

---

(1) Voici ce que dit Herbert Spencer à ce propos : « Il est nécessaire de
remarquer ici que le développement et la perfection de l'appareil du tact
chez l'homme sont en rapport avec sa haute puissance intellectuelle. Je ne
crois pas que les propriétés tactiles des objets puissent être reconnues uni-
quement parce que la main de l'homme est formée de parties complexes et
très-mobiles, et que le pouvoir des mains soit la seule cause du développement des nombreuses sociétés qui sont parvenues au plus haut degré intel-
lectuel. — Je crois, au contraire, que les connaissances les plus profondes,

Ces idées nous sont suggérées par ce fait, maintenant bien établi, que la *perte du langage* accompagne toujours les lésions destructives des circonvolutions frontales inférieures, situées au voisinage de l'insula de Reil. Je dis les circonvolutions frontales inférieures, sans indiquer le côté gauche, pour des raisons que j'exposerai plus loin. Il est très-remarquable que les centres des mouvements de la bouche et de la langue chez les chats et les chiens soient localisés dans une situation géographique qui réponde, au point de vue anatomique, aux circonvolutions frontales inférieures et à l'insula de Reil, chez l'homme. Or, la question peut maintenant se poser ainsi : la perte du langage survient-elle parce que les lésions situées en ce point détruisent les centres organiques de la mémoire des mots, ou parce qu'elles interrompent les communications de ces régions avec les organes qui produisent le langage articulé ? Le malade qui ne peut plus parler est en même temps incapable d'écrire, c'est-à-dire qu'il ne peut exprimer ses sensations par des signes graphiques, quoique sa main puisse encore se mouvoir ; n'est-ce pas là une preuve que ce ne sont pas seulement les fibres nerveuses qui servent à l'articulation des mots qui sont interrompues, mais que les centres de la mémoire des mots eux-mêmes sont détruits ?

« *A priori*, il paraît impossible qu'une personne qui ne peut parler soit capable d'écrire. En effet, écrire c'est traduire les mots en signes symboliques, à mesure qu'ils nous viennent..... Un aphasique qui ne peut écrire..... a perdu, pour ainsi dire une autre manifestation du langage .... Il ne peut lire même en lui-même..... Ce ne sont pas ses yeux, ou plutôt ce ne sont pas les parties du cerveau en qui réside le pouvoir de reconnaître les images des choses, qui sont atteintes ; car il distingue les objets, et alors même qu'il ne peut lire, il voit les caractères..... il reconnaît l'écriture de la lettre

---

et les déductions les plus étendues de la perception ont leur origine dans les impressions plus ou moins définies, plus ou moins complexes que peuvent recevoir les mains de l'homme. » *(Principes de Psychologie*, 2ᵉ éd., vol. I, p. 359).

qu'il vient de recevoir. Cette impossibilité est encore due à
la perte du langage. Ecrire et tracer des mots correctement,
il n'en possède pas le moyen. Les signes des mots sont arbi-
traires. Il faut traduire ces lettres en mots, et en mots rangés
dans un certain ordre. C'est cette traduction que l'aphasique
ne peut effectuer : il ne peut remplacer les lettres par des
mots. Il comprend ce qu'on lui dit ; il est incapable de répéter
les mots qu'on vient de prononcer, mais les sons produits ré-
veillent les modulations du langage articulé dans son cerveau. (Mais seulement du côté sain, d'après nous). Car l'a-
phasique n'est pas dépourvu de mots pour s'exprimer : mais
il ne peut les émettre volontairement ». (*A study of convulsions*, by Hughlings Jackson, Reprint from the *Trans. of the
St. And. Med Grad. Assoc.* 1870, p. 21).

Cependant, avant d'affirmer, d'une manière définitive, que
les centres organiques de la mémoire des mots occupent les
mêmes circonvolutions, que les centres qui président aux
mouvements de la langue et des lèvres, il est bon de tenir
compte d'une autre hypothèse. On peut prétendre que les
centres de la mémoire des mots sont situés dans une autre
partie du cerveau, mais qu'ils n'entrent en activité qu'autant
que les centres moteurs du langage articulé leur prêtent leur
concours. Les lésions destructives de ces deux espèces de
centres peuvent donc amener la perte du langage interne ou
externe en empêchant sur un point quelconque leur association. Cette hypothèse trouve un appui dans le fait suivant:
Les gens du peuple, sans instruction, font généralement des
mouvements de la langue et des lèvres, quand ils lisent ou
réfléchissent, et bien des gens instruits eux-mêmes exécutent
sans y prendre garde, les mêmes mouvements. Qu'on puisse
penser sans ces manifestations extérieures, cela ne prouve
pas que les centres de l'articulation du langage ne soient par
en activité fonctionnelle, mais qu'ils ne sont pas en rapport
avec les nerfs et les muscles. Je suis cependant porté à croire
que la relation intime qui lie la pensée à sa manifestation extérieure et inconsciente est une preuve en faveur de la localisation et de l'association des centres de l'idéation et des cen-

tres des mouvements volontaires. De là, il n'y a qu'un pas à
faire pour admettre que les centres de la mémoire des mots
occupent les mêmes circonvolutions que les centres qui président aux mouvements du langage articulé. S'il en est ainsi,
nous devons avoir aussi un centre pour la mémoire des mouvements de la main ; de même pour la face, les yeux, les
oreilles : on doit pouvoir aussi fixer les attributs physiologiques et localiser phrénologiquement les centres organiques
des diverses facultés intellectuelles. Ce sont là évidemment
des idées spéculatives ; mais bien d'autres faits que je rappor-
terai à propos des complications de l'épilepsie, donneront à
cette opinion une plus grande probabilité. Nos expériences
nous ont démontré la symétrie des deux hémisphères. Il serait
donc illogique de dire que la troisième circonvolution frontale *gauche* est seule le siége de la faculté du langage articulé.
Nous avons vu d'autre part que, le plus souvent, les hémisphères ont une action croisée. Mais cette action croisée n'a
lieu que pour certains muscles ou groupes musculaires,
dont les mouvements sont indépendants les uns des autres.
Au contraire, pour les mouvements de la bouche et de la mâchoire une contraction unilatérale, ou, tout au moins, complétement unilatérale est impossible. En effet, nous avons
trouvé dans les régions frontales inférieures des centres qui
président aux mouvements de fermeture et d'ouverture de la
bouche, aux mouvements de la langue et des muscles acces-
soires, *des deux côtés*. Il en résulte que la destruction de ces
centres dans un seul hémisphère ne cause pas la paralysie
des muscles du langage articulé. La pathogénie de l'aphasie
est tout à fait distincte de celle de la paralysie de Duchenne.
Il se peut que l'action de ces muscles soit affaiblie, mais ils ne
sont jamais paralysés, ils peuvent encore se contracter pour
la mastication et la déglutition. Je partage l'opinion de ceux
qui pensent que les hémisphères ont une part inégale dans
la production des mouvements volontaires. La plupart des
hommes sont *droitiers* et ont, par conséquent, la moitié gauche du cerveau plus active. Si l'aphasie coïncide le plus souvent avec la lésion de la circonvolution frontale inférieure

gauche, cela s'explique par certaines particularités anatomiques et physiologiques, qui favorisent la production des lésions plutôt de ce côté, qu'aux points correspondants à droite,
et pour ce fait, que chez la plupart des hommes, c'est le côté
gauche qui est choisi, ou qui se choisit lui-même, pour les
actes volontaires. La coïncidence de l'aphasie et des lésions
de l'hémisphère droit chez les gauchers donnerait un nouveau
poids à cette opinion. Quoique l'hémisphère gauche soit le
côté actif, le droit sans aucun doute est en même temps (probablement au moyen de la commissure du corps calleux), le
siége organique de la mémoire de chacun des actes accomplis
par la gauche. C'est pour cela que la perte du langage dure
jusqu'à ce que l'hémisphère droit ait eu le temps de faire son
apprentissage, et ait repris le premier rôle ou il n'avait d'a-
bord que le second. Pendant ce temps, le malade ne peut que
proférer des mots automatiques (monosyllabes et exclama-
tions), mots qui n'appartiennent pas à la sphère de l'idéation
et de l'impulsion purement volontaire.

Des lésions étendues, surtout si elles se sont développées
lentement, peuvent occuper l'un ou l'autre hémisphère sans
produire la perte des mouvements volontaires ; mais c'est là
un fait, qui, à mon avis, ne peut faire mettre en doute les résultats si positifs que j'ai obtenus constamment par la stimulation électrique des fonctions des divers centres du cerveau.
Du reste, il existe des cas où des lésions subites et destructives, des hémisphères, sont accompagnées d'hémiplégie ;
celle-ci, quoique transitoire et incomplète, suffit pour contre-
balancer les faits opposés. Fritsch et Hitzig affirment que la
destruction des centres où sont localisés certains mouvements
de la patte des chiens, détermine la paralysie des groupes
de muscles, que l'électricité mettait en mouvement quelques
instants auparavant.

Voici encore un fait qui semble confirmer cette opinion. Ce
fait est consigné dans mes notes à la suite d'une expérience
faite sur un lapin (son observation a été rapportée, Exp. II).
Cet animal chez lequel j'avais mis à découvert environ les
2|3 de l'hémisphère gauche avait survécu ; mais toute la partie

découverte de l'hémisphère se mit à suppurer et se couvrit de bourgeons charnus : la plus grande partie de la couche grise était donc incapable de remplir ses fonctions. Pendant les cinq jours qui s'écoulèrent entre la première et la seconde opération, où l'animal fut sacrifié, il se porta parfaitement bien ; il n'avait pas de paralysie du côté opposé, mais il avait perdu sa timidité naturelle ; il regardait avec une stupide indifférence des choses qui auparavant l'auraient effrayé. Mais quoiqu'il n'eût pas de paralysie bien caractérisée du côté droit, on remarquait chez lui une certaine tendance à tourner à droite, comme si les muscles du côté gauche étaient plus puissants que ceux du côté droit. Cette faiblesse du côté droit devenait encore plus apparente quand on accusait la prépondérance des muscles gauches en forçant l'animal à marcher.

Les expériences qui suivent, faites sur des chiens, semblent confirmer l'idée de l'action croisée des hémisphères cérébraux. Chez deux chiens, dont j'ai déjà parlé (Exp. VII), et chez lesquels l'excitabilité des circonvolutions avait été épuisée, j'enlevai tout l'hémisphère droit.

Je vais rapporter en détail une de ces expériences, quoiqu'elles soient un peu semblables. Le premier animal (Exp. VII), survécut trois jours à l'opération Chez le second, j'avais enlevé toute la partie de l'hémisphère droit située en avant des tubercules quadrijumeaux. Quelques minutes après l'opération, l'animal se mit à hurler et à aboyer : les mâchoires n'avaient donc pas le plus léger degré de paralysie. A gauche les muscles paraissaient affaiblis, tandis qu'à droite ils semblaient avoir conservé toute leur puissance. L'animal tournait fréquemment la tête à droite et faisait des efforts pour se lever et marcher. Les pattes de devant et de derrière du côté droit se mouvaient avec vigueur : à gauche, elles se remuaient aussi mais avec moins de force. Les mouvements des membres du côté gauche alternaient avec ceux du côté droit, mais parfois l'animal retirait sa patte droite comme pour la délivrer d'une main ou de liens qui la retenaient ; en même temps la patte gauche semblait chercher à recouvrer sa liberté. Pensant que les corps quadrijumeaux étaient la cause de ces mouvements

bilatéraux, j'enlevai les ganglions du côté droit. Mais ces phénomènes persistèrent quoique l'animal semblât avoir perdu
la vue, car il se heurtait contre les meubles et les murs et
cherchait à cacher sa tête dans tous les coins possibles; il pouvait cependant ouvrir les yeux ; il hurlait et aboyait de toutes
ses forces. Il avait encore sa connaissance: car si on l'appe-
lait, il cherchait à fuir, essayait de se remettre sur ses pattes,
et quand il avait réussi à faire quelques pas, il retombait
épuisé et désespéré. Pendant tout ce temps, la plus grande
faiblesse de la patte antérieure gauche resta évidente. On
avait beau le laisser tranquille, une heure et demie après l'o-
pération il faisait encore des efforts pour se lever. Les membres postérieurs s'agitaient alternativement, mais la patte de
devant du côté gauche se levait avec peine, tandis que la
droite avait conservé toute sa force. Il hurlait et aboyait très-
souvent.

Je voulus voir si ces mouvements complexes n'étaient pas
dus à l'impulsion volontaire de l'hémisphère gauche, et deux
heures après avoir enlevé l'hémisphère droit, je découvris le
gyrus sigmoïde de la circonvolution externe-supérieure du
côté gauche. Je m'assurai par l'électrisation que la patte antérieure droite se mouvait encore quand on excitait son centre
cérébral situé dans cette région ; puis, j'enlevai la plus grande
partie de ce gyrus et j'arrêtai l'hémorrhagie avec de la toile
de lin, imbibée de perchlorure de fer. L'animal cessa alors de
faire des efforts ; il restait dans toutes les positions où on le
plaçait. Je lui pinçai les doigts, il survint des mouvements
réflexes dans les quatre membres et en même temps il hurlait et aboyait énergiquement. Chaque fois qu'on le pinçait,
il se mettait à aboyer, surtout si c'était la queue. Cet état
dura plusieurs heures pendant lesquelles il ne cessa d'aboyer :
et en même temps il avait des mouvements réflexes dans les
jambes : mais ils étaient peu étendus. Cet aboiement pouvait bien n'être qu'un phénomène réflexe. Cependant comme
il persistait seul, quand il ne survenait plus de mouvements
réflexes dans les membres, je croirais plus volontiers qu'il
tenait à ce que l'animal ayant conservé sa connaissance, sen-

tait réellement la douleur. Enfin, cinq heures après l'opération,
l'animal n'aboyait plus ; mais on voyait encore survenir des
mouvements réflexes des muscles et du tronc quand on pinçait la patte ou la queue. Ce chien survécut huit heures à l'a-
blation de l'hémisphère.

A l'autopsie, on reconnut que l'hémisphère droit avait été
enlevé complétement, jusqu'au pédoncule cérébral au niveau de l'origine des nerfs de la troisième paire. L'autre hémisphère, la faux du cerveau et les nerfs crâniens des deux
côtés étaient intacts. Les corps quadrijumeaux avaient été
complétement dilacérés et détruits du côté droit ; à gauche,
il y avait une infiltration de sang dans le tubercule antérieur.
Le gyrus sigmoïde (points 1 et 2, fig. 7) et la circonvolution
externe-supérieure qui se trouve en avant du point 9 avaient
été enlevés dans toute leur étendue. D'ailleurs les hémisphères étaient intacts ; il y avait seulement une légère extrava-
sation sanguine à la surface du lobe antérieur.

Ces phénomènes que nous avons constatés chez le lapin et
chez le chien, ont une très-grande importance au point de
vue des paralysies, dépendant des lésions, des hémisphères
et du corps strié chez l'homme. Ils ne semblent pas d'accord
avec cette idée que les hémisphères exercent une action croisée aussi parfaite que semblerait l'indiquer l'excitation électrique des centres corticaux et du corps strié lui-même. Ils
sont au contraire tout à fait en rapport avec l'hypothèse du
docteur Broadbent qui professe : que les mouvements associés
des deux côtés du corps sont coordonnés pour les deux côtés,
dans chaque hémisphère cérébral. (*Med. Chir. Review,*
April 1866).

D'après cette hypothèse, les mouvements qui dépendent le
moins de ceux du côté opposé sont les plus paralysés par les
lésions destructives des ganglions et de l'hémisphère. C'est
ainsi que le bras est plus paralysé que la jambe, parce que la
jambe d'un côté est plus immédiatement sous la dépendance
de celle du côté opposé. Le docteur Broadbent range dans la
même catégorie que la jambe, les muscles de la poitrine, du
cou et du dos. Ces derniers cependant doivent être écartés,

ainsi que les muscles des yeux, parce que, comme nous l'a-
vons vu, ils ont des centres dans les tubercules quadrijumeaux et dans le cervelet indépendants des hémisphères. Si
donc nous nous en tenons au mouvement de la face et des
membres, il nous semble que les faits sont complétement en
accord avec l'idée d'une coordination bi-latérale *physiologique* ;
car, au point de vue anatomique, cela ne serait point exact,
au moins pour les centres les plus élevés. Il est à remarquer
que l'excitation des centres corticaux produit des mouvements
de la face et de la patte, seulement du côté opposé ; de même
l'excitation du corps strié ne détermine du pleurosthotonos
que du côté opposé. Il est bon de rappeler cependant qu'entre
le *système de projection* des centres supérieurs et chacun des
nerfs moteurs et des muscles, il existe d'autres centres. situés
plus bas ou beaucoup de groupes musculaires (et peut-être
tous) sont une seconde fois coordonnés. probablement d'une
manière différente et dans un autre but. C'est ainsi que les
muscles de la respiration sont coordonnés dans la moelle
allongée : mais plusieurs d'entre eux ont d'autres centres
dans le tubercule quadrijumeau et dans le corps strié et même
dans les hémisphères. De même. les muscles des membres
ont un centre de coordination dans la moelle épinière; mais
plusieurs d'entre eux sont de nouveau coordonnés dans les
corps quadrijumeaux pour un autre but probablement : tous
sont enfin centralisés dans les corps striés et dans les hémisphères. Ces considérations permettront, je l'espère, de distinguer l'espèce et le degré de paralysie observée dans les diverses parties de l'appareil moteur. Une altération limitée aux
centres corticaux produit seulement une paralysie partielle
et passagère. La paralysie des mêmes muscles est plus complète dans les lésions des corps striés. C'est là, en effet, que
convergent les fibres des centres moteurs les plus élevés ;
elles sont de nouveau centralisées dans ces ganglions. On
peut admettre, avec quelque probabilité, que les corps striés
conservent quelques traces organiques de l'excitation venant
primitivement des hémisphères; ils reproduisent automati-
quement les mouvements que ceux-ci leur commandent.

C'est pourquoi. si l'un des hémisphères est le siége d'une lésion pathologique, l'influence de l'hémisphère sain suffit pour que le corps strié produise sans difficulté les mouvements combinés physiologiquement avec ceux du côté opposé ; au contraire, il détermine moins facilement les mouvements plus indépendants. Ainsi les mouvements de la jambe sont produits plus facilement que ceux du bras, et certains mouvements du bras sont plus aisément exécutés que d'autres plus complexes et plus indépendants.

Nous devons comparer à ce point de vue, la patte du chien à la main de l'homme ; car le chien a quelques mouvements de la patte qui ne sont pas associés avec ceux du côté opposé.

Les lésions d'un corps strié déterminent dans la main du côté opposé, la perte de tous les mouvements volontaires, et en grande partie, des mouvements sub-volontaires ou automatiques. Mais il est très-possible que, sous l'influence du stimulus d'un hémisphère ou d'un corps strié, la mémoire organique des centres inférieurs, de la moelle par exemple, puisse engendrer des deux côtés des mouvements qui ont l'habitude de se combiner physiologiquement.

C'est pourquoi, nous avons vu chez les chiens la patte postérieure conserver encore la faculté de se mouvoir alternativement ou en même temps avec celle du côté opposé, tandis que la patte antérieure, plus indépendante, se meut plus difficilement et souvent est entièrement paralysée. Pour la bouche et pour la langue. les mouvements sont coordonnés non-seulement physiologiquement, mais encore anatomiquement dans chaque hémisphère ; aussi. restent-ils indemnes, tandis que les autres mouvements de la face qui ne sont combinés que physiologiquement sont atteints. Mais quand les centres les plus élevés sont détruits aussi dans l'autre hémisphère, comme chez le chien dont nous venons de rapporter l'observation, les mouvements volontaires ne sont plus possibles pour les muscles qui y sont coordonnés. Les muscles correspondants du côté opposé, qui, quoique leurs propres centres supérieurs soient détruits, pourraient encore se contracter avec eux, restent dans une impuissance absolue. Mais l'action réflexe peut encore s'exercer dans tous les membres tant que leurs centres médullaires et leurs troncs nerveux sont intacts.

Ces théories me paraissent en rapport avec les expériences que j'ai relatées et les faits cliniques observés chez l'homme.

Quelle relation existe-t-il entre les hémisphères et la couche optique ? C'est là une question plus difficile à résoudre. J'ai déjà démontré que l'excitation électrique de la couche optique ne détermine pas de mouvements extérieurs, et que probablement, les paralysies dues aux lésions de ce ganglion sont plutôt sous l'influence des altérations des faisceaux moteurs qui le traversent, pour se rendre aux pédoncules cérébraux. L'excitation de la surface des couches optiques ne détermine aucune contraction musculaire, tandis que, dans le même temps, une excitation semblable de la surface des corps striés et des tubercules quadrijumeaux produit des mouvements : c'est là une preuve que l'irritation peut être parfaitement localisée. Ainsi, les efforts de l'irritation des corps quadrijumeaux ne peuvent être attribués à l'excitation des faisceaux moteurs qui passent au-dessous.

Les couches optiques sont-elles en connexion avec toutes les parties de la surface des hémisphères, ou bien sont-elles centralisées seulement dans certaines régions ? C'est là une question que nos expériences à l'aide de l'excitation électrique ne nous permettent pas de résoudre d'une manière définitive. Les connexions plus intimes de ces ganglions avec la circonvolution de l'hippocampe, au moyen de la voûte à trois piliers ont une certaine importance, surtout si l'on remarque que dans cette circonvolution, comme dans la couche optique elle-même, la faradisation ne détermine aucun mouvement musculaire.

Mais jusqu'à ce que j'aie fait de nouvelles expériences, je ne peux établir définitivement les fonctions exactes de ces ganglions et leurs rapports avec les hémisphères. De même, je ne saurais préciser la signification du rôle que jouent les tubercules quadrijumeaux au point de vue des muscles extenseurs, et leurs relations, s'ils en ont, avec les hémisphères cérébraux. Les muscles que l'irritation de ces ganglions met en action sont sans aucun doute sous l'influence de la volonté, et plusieurs d'entre eux (en particulier ceux qui produisent le trismus), sont aussi représentés dans les hémisphères cérébraux. Dans aucun cas cependant l'excitation des hémisphères ne détermine l'extension des muscles du dos, que l'irritation des corps quadrijumeaux fait se contracter avec tant de violence.

Les tubercules quadrijumeaux sont en relation plus immédiate avec le cervelet ; en résulte-t-il qu'ils soient subordonnés à des centres plus élevés situés dans le cervelet en un point qu'il nous est encore impossible de définir. Parfois dans nos expériences sur les mouvements des globes oculaires, il nous a semblé que l'irritation du cervelet avait une tendance marquée à amener l'opisthotonos ; mais, j'attribuais plutôt ce phénomène à une irritation à distance des corps quadrijumeaux eux-mêmes. Les relations de ces ganglions avec la moelle épinière et le cervelet ont un certain intérêt, en raison des muscles qu'ils font contracter et des fonctions du cervelet qui est un centre coordinateur des muscles des globes oculaires.

Les corps quadrijumeaux (au moyen des faisceaux olivaires qui se décussent au-dessus de l'aqueduc de Sylvius et entrent un peu en relation avec eux) me semblent être plus directement en relation avec les faisceaux latéraux de la moelle épinière. Au moyen du *processus à cerebello ad testes* et de la valvule de Vieussens, ils sont en rapport intime avec le cervelet. Dans les derniers ordres de vertébrés, les poissons par exemple, le cervelet et les lobes optiques sont plus intimement liés que chez les vertébrés supérieurs. Ce qui paraît correspondre à la valvule de Vieussens prend de plus grandes proportions et entre pour une plus grande part dans la formation des lobes optiques que dans celle des corps quadrijumeaux qui leur correspondent chez les mammifères. Il en résulte que la connexion des bandelettes optiques avec le cervelet est plus profonde que leur simple épanouissement à la surface des lobes optiques semblerait l'indiquer. Si nous remarquons aussi les rapports si intimes qui relient les pédoncules cérébelleux supérieurs et les noyaux de la troisième et de la quatrième paire nerveuse, les relations des yeux et du cervelet deviennent de plus en plus évidentes. En outre de ces considérations anatomiques, la faradisation démontre le rôle du cervelet dans les mouvements des yeux. Toutefois, il est encore impossible de démontrer clairement les relations que celui-ci peut avoir avec les centres visuels (1).

Il est intéressant de voir les tumeurs du lobe moyen du cervelet produire des phénomènes qui indiquent une tendance au décubitus dorsal, à l'opisthotonos, tels que l'extension des membres inférieurs et de la tête en arrière. J'attribuerai volontiers cela à l'irritation des tubercules quadrijumeaux par la tumeur.

Quoique le cervelet coordonne les mouvements des globes oculaires, il est probable que leurs mouvements volontaires autour de leurs axes optiques, sont en même temps dirigés par des centres occupant les hémisphères cérébraux.

Le maintien de l'équilibre du corps est intimement lié à l'intégrité des centres oculo-moteurs. La démarche chancelante caractéristique des tumeurs du cervelet, l'impossibilité de garder l'équilibre pour les animaux chez lesquels on a enlevé le cervelet ou détruit seulement une partie de sa surface, ne dépendent pas seulement d'une relation avec les centres oculo-moteurs. Mais certains faits démontrent que ceux-ci jouent dans la production de ces phénomènes, au moins un rôle important. Beaucoup d'hommes bien portants ne peuvent coordonner leur marche les yeux fermés. Dans l'ataxie locomotrice, quand les altérations des cordons postérieurs ont détruit les relations normales du cervelet avec la moelle, il est souvent impossible aux malades de garder l'équilibre quand on leur ferme les yeux. Les vertiges qui s'accompagnent sou-

---

(1) On comparera l'opinion suivante de Vulpian avec celle que nous venons d'émettre : « Au contraire, les nerfs optiques n'ont aucune relation directe avec le cervelet ; et pourtant, dans un grand nombre de cas de lésion de cet organe, la vue s'est trouvée, soit affaiblie, soit même abolie. Comment expliquer ce désaccord entre les données anatomiques et les faits pathologiques ? Question très-difficile à résoudre ! » — *Leçons sur la physiologie du système nerveux.* Paris, 1866, p. 615.

vent de nystaguus sont encore une preuve du rôle important que jouent les centres oculaires dans le maintien de l'équilibre.

On ne sait si le cervelet agit volontairement sur la coordination des mouvements musculaires qui maintiennent l'équilibre, ou s'il n'est pas plutôt un organe d'équilibration réflexe et automatique qui reçoit ses impressions au moyen de l'action combinée de ses pédoncules supérieurs, moyens et inférieurs, et de leurs différentes connexions. Il est évident qu'il y a accord simultané entre lui et les hémisphères cérébraux ; mais de quelle manière, par quelles fibres nerveuses, cela demande des recherches plus étendues.

Ajoutons, puisque nous en sommes sur les mouvements des yeux, que chacune des moitiés du cervelet coordonne les deux yeux ; il en résulte qu'une lésion, un abcès, par exemple, qui n'occupe qu'un côté du cervelet ne saurait déterminer de symptômes bien accusés du côté des yeux.

La pathogénie des *convulsions épileptiformes*, la *chorée*, l'*hémiplégie épileptique*, reçoivent un nouveau jour des expériences précédentes. Je considère celles-ci comme la confirmation expérimentale des théories du docteur Hughlings-Jackson. Elles sont pour ainsi dire la reproduction artificielle des symptômes cliniques de la maladie. Les conclusions auxquelles ses observations ont conduit le docteur Jackson, sont, dans tous leurs détails, vérifiées par ces expériences.

Après avoir étudié plus particulièrement les convulsions épileptiformes localisées et unilatérales, les phénomènes de l'hémichorée, les relations intimes qui existent entre ces deux affections et certaines formes d'hémiplégie, comparant chaque fois les lésions constatées à l'autopsie, le docteur Hughlings-Jackson arrive à cette conclusion que les différentes formes d'*épilepsie* sont dues à des *lésions de décharge* des centres corticaux dans la région du corps strié, et que la chorée est l'effet d'une sorte d'état instable de ces centres.

Voici, du reste, les propres expressions de cet auteur :
« Dans le cas de convulsions unilatérales, je croirais volontiers

qu'il existe, dans la région du corps strié, une altération pathologique, quoique je n'aie jamais pu .a découvrir. Une courte réflexion démontre que cette supposition n'est pas invraisemblable. En effet, les altérations de la substance grise qui produisent les convulsions ou quelques-unes de ces maladies dont les symptômes consistent dans une modification de *l'appareil moteur* (la chorée, le tétanos, etc.) sont très-légères ; les circonvolutions atteintes peuvent encore exercer leurs fonctions, mais ce sont des fonctions *désordonnées*, c'est-à-dire qu'elles diffèrent de l'état sain par un certain degré d'exagération. La décharge dans la convulsion est subite, brusque et excessive ; au contraire, dans l'état sain, elle est le résultat d'une excitation définie et normale, mais c'est une *décharge*. » (*Med. Times and Gazette*, may 10, 1873). Dans une note, au bas de la page, il ajoute : « On a prétendu que la cause des convulsions qui durent un certain temps (épilepsie et attaques épileptiformes) est permanente ; c'est la substance grise qui, par un excès de nutrition, atteint un plus haut degré de tension qu'à l'état normal, et alors décharge sous l'influence d'une excitation générale ou partielle. Après la décharge, la substance grise remonte de nouveau à une tension anormale et se prépare à une nouvelle explosion ».

Si l'on veut bien se reporter aux expériences entreprises chez les chats et chez les lapins dans le but spécial de déterminer des attaques d'épilepsie et de rechercher sous quelle influence elles se produisaient dans le cours de nos recherches sur la localisation, on reconnaîtra que l'hypothèse de Jackson répond exactement aux faits que j'ai démontrés d'une façon si péremptoire. Tandis que la stimulation modérée d'un centre produit seulement la contraction des muscles qui sont coordonnés, une stimulation plus énergique engendre une sorte d'état épileptiforme de ces mêmes muscles. L'irritation diffuse d'un hémisphère tout entier qu'un courant traverse d'une extrémité à l'autre est suffisante pour causer des convulsions épileptiques générales, occupant ordinairement le côté opposé. Pendant ces convulsions générales, l'animal semblait avoir perdu la connaissance.

Cet état d'irritabilité anormale des centres cérébraux, une fois bien établi par des procédés artificiels, suffisait pour amener des décharges répétées, à la plus légère provocation. L'animal était tellement en *étal de mal épileptique*, que souvent l'exploration électrique d'un centre moteur en particulier amenait avec facilité plusieurs attaques. Il m'a paru aussi très-intéressant de voir tous les centres moteurs, quand j'avais fait passer le courant à travers tout un hémisphère, garder pendant un certain temps une tension toujours prête à faire explosion. La similitude qui existe entre l'état épileptique causé par la faradisation et les effets produits par un corps étranger, comprimant un point de la surface des hémisphères, est manifeste. La lésion qui engendre cet effet irritatif est bien caractérisée par Hughlings-Jackson, quand il l'appelle *lésion de décharge*. Il n'y a pas, en effet, de destruction des centres cérébraux par cette lésion, mais celle-ci les maintient dans un état d'irritation anormale qui les rend toujours prêts, d'eux-mêmes, ou à la plus légère provocation, à se décharger par des convulsions épileptiformes. Ces notions peuvent mettre sur la voie du diagnostic, et aider à localiser exactement les lésions, pourvu que l'on prête une attention suffisante à la marche des spasmes musculaires et à l'ordre dans lequel apparaissent ou finissent les convulsions. Hughlings-Jackson a étudié avec beaucoup de soin ce sujet, et il existe une ressemblance frappante entre ses observations cliniques et les expériences précédentes.

Il n'est pas rare de trouver des cas où l'attaque d'épilepsie unilatérale débute dans un muscle seulement, comme le zigomatique, les muscles du pouce, de l'index ou du gros orteil.

Fréquemment le spasme moteur reste confiné dans tous les doigts, mais le plus souvent, il devient plus général, et le bras tout entier est agité de secousses convulsives. Il peut encore rester limité à ce membre; ou bien il envahit la face, et devient enfin général. Quand les convulsions occupent tout un côté, l'animal perd connaissance ; et l'autre côté peut aussi devenir le siége de contractions cloniques. Dans les expériences précé-

dentes, j'ai décrit la marche des convulsions chez le chat et chez
le lapin ; j'ai noté les cas dans lesquels les convulsions survenaient pendant le cours de recherches entreprises dans un
autre but. Dans toutes ces circonstances, j'ai constaté des phénomènes de ce genre : ils jettent un nouveau jour sur la pathogénie des convulsions épileptiques. Si je prolongeais l'excitation sur un centre moteur en particulier, les muscles qui
lui correspondaient étaient affectés de spasmes cloniques qui,
dans quelques cas, y restaient localisés : parfois, au contraire,
ie voyais les convulsions envahir d'autres groupes musculaires, plus spécialement ceux dont les centres avaient déjà
été irrités (j'appelle l'attention en particulier sur les faits rapportés à la p. 23). Dans certains cas, tous les centres des hémisphères devenaient si irritables qu'ils déchargeaient tous à
la fois, même quand on prenait soin de localiser l'irritation.
Enfin, si je déterminais une irritation diffuse de tous les centres, en faisant passer le courant d'une extrémité à l'autre des
hémisphères, on pouvait constater un certain ordre dans la
marche des convulsions. Les expériences II et III démontrent cela d'une manière frappante. Chez le lapin, les convulsions débutaient généralement dans la bouche et les lèvres; chez
le chat, les paupières et la face d'abord, puis l'épaule et la
patte antérieure, et enfin la patte postérieure et la queue
étaient agitées de mouvements convulsifs. Nous avons remar-
qué que les muscles les plus ordinairement en contraction
volontaire étaient les premiers atteints. Leurs centres occupent la partie antérieure du cerveau; plusieurs faits démontrent que ceux-ci sont plus excitables, se déchargent plus
facilement que ceux qui sont situés plus en arrière, que ceux
du membre postérieur par exemple. En résumé, l'irritation
générale de l'hémisphère se manifeste d'abord dans les parties
les plus excitables : or, celles-ci coïncident avec les centres
qui sont le plus directement sous l'influence de la volonté.
Mais d'un autre côté, quand le courant électrique traversait
d'autres centres où il était plus parfaitement localisé (voy.
obs. 2, Exp. III.), les convulsions commençaient dans les muscles correspondant à ces centres, puis se transportaient aux

centres antérieurs, qui sont plus irritables, et répondent à la face et aux paupières. L'importance de ces faits pour le dia-gnostic du siége exact des lésions de décharge des hémisphè-res (dans les tumeurs, par exemple) est évidente. Quand l'é-pilepsie débute par la main, qu'elle s'y présente souvent de la même manière, qu'elle y reste souvent localisée, ainsi qu'au bras, on a de grandes présomptions pour diagnostiquer, avec justesse, une *lésion de décharge* de la circonvolution frontale supérieure de l'hémisphère opposé (1).

De même, si les attaques ont une grande tendance à com-mencer par la jambe et à s'y localiser, il est probable qu'il s'a-git d'une lésion des régions qui correspondent chez l'homme à la circonvolution externe-supérieure des chats et des chiens. Si les spasmes occupent de préférence les paupières et la face, cela est dû, d'après nous, à une altération de la circonvolution frontale moyenne, ou de son homologue chez l'homme. Les convulsions affectent-elles, au contraire, la bouche et la langue et déterminent-elles des désordres dans le langage, il s'agit des circonvolutions frontales inférieures situées au voisinage de la scissure de Sylvius (2). La décharge simultanée de tous

---

(1) On pourrait croire que je fais là une prédiction *postfactum* : un dia-gnostic du même genre, basé sur des faits cliniques, fut porté par le Dr Hughlings Jackson, et vérifié par lui d'une manière triomphante. J'extrais les passages suivants d'un article qu'il a publié dans *The British Medical Journal*, May 10, 1873 : « Dans le *Medical Mirror* de 1869, j'ai publié l'ob-servation d'un homme ayant des attaques épileptiformes du bras *droit*. A l'autopsie, je trouvai une tumeur occupant la partie postérieure de la pre-mière (supérieure) circonvolution frontale de l'hémisphère *gauche*. » — « Dernièrement, je fus appelé par M. Souter pour voir une de ses malades qui avait des attaques dans le bras droit, littéralement innombrables. M. Souter avait été souvent témoin de ces attaques : j'en vis moi-même plusieurs. M. Souter me dit que la malade avait eu une convulsion géné-rale peu avant sa mort. » *Je diagnostiquai une lésion de la partie postérieure de la première (supérieure) circonvolution frontale. L'autopsie confirma cette prédiction.* (Ferrier).
Si on tient compte du développement plus considérable des parties anté-rieures du cerveau chez l'homme, on verra qu'elles correspondent aux cen-tres des mouvements du membre antérieur des chats et des chiens : c'est là une confirmation très satisfaisante des résultats et des conclusions de mes expériences personnelles.
(2) Je me suis assuré (14 juin) de la situation de ces centres chez le singe,

les centres ne permet pas de préciser le siège de la lésion qui, dans ce cas, ne dépend pas nécessairement d'une irritation localisée.

Les faits qui résultent de mes nombreuses expériences, rapportées plus haut me permettent de les regarder comme suffisantes pour apprécier nettement la nature véritable de l'épilepsie ; aussi, je ne crois pas nécessaire d'entrer dans une étude plus longue des diverses théories qui ont été émises sur la pathogénie de cette affection. Mes conclusions sont complétement en harmonie avec celles du docteur Hughlings Jackson, qui regarde les convulsions épileptiques comme dépendant essentiellement d'une *lésion de décharge* des centres corticaux. Bien des difficultés sur les causes et la nature de l'état épileptique disparaissent si on considère les symptômes et les attributs de cette maladie comme liés à un état anormal, soit local, soit général, des hémisphères cérébraux, caractérisés par une tendance à la décharge subite et explosive des centres moteurs, et par une perversion de leurs fonctions qui les rend inconscients.

Nous pouvons maintenant exposer dans leur vrai jour et rétablir dans leurs rapports avec les types d'*épilepsie* les mieux connus, les attaques épileptiformes unilatérales d'un ou de plusieurs groupes de muscles (elles indiquent généralement quelques lésions localisées dans les hémisphères cérébraux) : en même temps, nous offrons une explication satisfaisante des symptômes de l'épilepsie idiopathique, ainsi nommée, parce qu'on n'avait pu encore démontrer qu'elle dépendait d'une lésion constante et précise. Nous avons vu, en effet, que l'irritation locale qui se manifeste d'abord par une convulsion limitée, a de la tendance à se diffuser, à envahir tous les centres corticaux, et ce qui n'était d'abord qu'un simple spasme local, sans trouble de l'intelligence, augmente en étendue et en intensité jusqu'à ce que, outre la perversion motrice, survienne la perte de connaissance, qu'on regarde

---

et, par analogie de leur situation chez l'homme, par des expériences que je publierai prochainement.

généralement comme un symptôme essentiel de la vraie attaque épileptique. Les attaques localisées et unilatérales nous permettent d'analyser les phénomènes trop compliqués de l'attaque épileptique qu'on désigne sous le nom d'idiopathique, et de faire peu à peu le diagnostic de sa nature et de ses causes. Dans beaucoup de cas de ce genre, des faits nombreux indiquent que le siége des troubles moteurs et psychiques de l'attaque épileptique est au-dessus de la moelle allongée, dans des centres qui probablement ont des rapports locaux très-intimes les uns avec les autres. Le véritable rôle de la substance grise des hémisphères étant maintenant bien connu, il n'est plus nécessaire d'admettre que la moelle allongée est le siége primitif des troubles moteurs, et que les symptômes psychiques seuls sont subordonnés à des changements produits dans la circulation cérébrale par une affection occupant primitivement la moelle allongée elle-même. Quand on dit que la cause prochaine de l'attaque épileptique est un état d'instabilité des centres corticaux, on ne préjuge rien sur les conditions psychiques coexistantes. On peut admettre l'influence de l'hérédité. Nous avons aussi une sorte de démonstration expérimentale indirecte de cette instabilité, quand nous voyons des attaques épileptiques survenir à la suite de certains traumatismes, de certaines maladies, irritant soit les centres, soit la périphérie. Enfin, on a pu produire des attaques épileptiques dans des expériences directes : coups sur la tête (Westphal), — blessures des nerfs ou de la moelle épinière (Brown-Séquard).

Il est possible que certaines *convulsions* (celles qu'on appelle épileptiformes) soient l'effet d'une irritation transmise jusqu'aux centres corticaux par l'intermédiaire des faisceaux moteurs; elles peuvent survenir cependant sans que les centres corticaux y prennent aucune part et même lorsque ceux-ci ont été détruits, comme dans les expériences récentes de Brown-Séquard. Mais, que les convulsions soient produites directement par l'irritation des centres médullaires, ou indirectement par des troubles de la circulation, ou enfin par une cause quelconque, agissant primitivement sur les centres vitaux de la respiration et de la circulation, qu'elles soient dues à une action spinale réflexe et temporaire, on peut en faire une classe à part et les distinguer de la vraie épilepsie, où il existe une sorte d'état maladif permanent, et où les troubles moteurs et psychiques sont facilement reconnus comme étant primitivement d'origine centrale ou cérébrale : de plus, dans la vraie épilepsie, les troubles de la respiration et de la circulation, quand ils existent, ne sont en grande partie que l'effet consécutif de l'irrégularité des mouvements musculaires et des convulsions.

Tous les autres phénomènes de l'attaque épileptique générale, la dilatation des pupilles, la rotation des yeux sur leurs axes, peuvent être rapportés à l'irritation diffuse : elle détermine l'explosion des corps quadrijumeaux, des centres cérébelleux oculo-moteurs, qui joignent leur action à celle des centres corticaux eux-mêmes. Les troubles psychiques dépendent d'une modification du tissu nerveux analogue à celle qui produit l'explosion de l'action musculaire, ou tout au moins, ils subissent les mêmes influences. Il serait très-important de rechercher si les désordres de perception et de volition du *petit mal* ne sont, comme c'est probable, que des attaques avortées du *grand mal,* et s'il ne s'agit pas là d'affection des centres et des éléments nerveux en rapports géographiques avec les centres qui sont l'origine des actes moteurs de la volition. Ou bien, les diverses formes de l'épilepsie sensorielle, caractérisées plus spécialement par des symptômes temporaires (qui souvent deviennent plus tard permanents) d'aliénation mentale, sont-elles dues, comme on le croyait autrefois, à des troubles de sensation et de perception, ou ne dépendent-elles pas plutôt d'une disposition anormale des parties postérieures du cerveau qui paraissent être surtout en relation avec les facultés mentales. Mais ces recherches ne peuvent se faire sur des animaux d'ordres inférieurs. Les désordres de la sensation, de la perception, de la volition et de l'intelligence, qui accompagnent ou suivent les attaques épileptiques, temporairement ou d'une façon permanente, s'expliquent par l'affection générale qui occupe tout le cerveau dans le grand mal à son apogée ; mais c'est à l'observation clinique et aux investigations pathologiques, dans les formes qui présentent des variétés, que nous devons avoir recours pour mieux localiser les circonvolutions cérébrales où sont situés les centres des facultés mentales qui ne sont pas en relation immédiate avec les centres moteurs.

Les mouvements de la *chorée* se rapprochent de ceux qu'on observe dans l'épilepsie et semblent avoir comme eux une cause centrale. « Ce ne sont pas seulement des convulsions et des contractions musculaires, mais une longue série de mouvements très-complexes qui se rapprochent beaucoup des mouvements qu'on exécute à l'état sain dans un but déterminé. Il y a moins incohérence des muscles qu'incohérence des *mouvements des muscles* (cette incohérence des muscles, nous la voyons dans le poing (*fist*) de l'hémichorée où tous les muscles de la main se contractent ensemble). Il existe un certain ordre dans leur folie. Ce n'est pas une main qui frappe toutes les touches d'un piano, les unes après les autres, mais plutôt un harpiste qui pince au hasard les cordes de son instrument. Bien plus, si les mouvements se succèdent, ce sont chaque fois des mouvements différents qui se succèdent. » (*Observations on the Physiology and Pathology of Hemi-Chorea. by docteur Hughlings-Jackson. — Edim. Med. Journ.*, 1868, p. 297). Je crois que les expériences que j'ai rapportées plus haut sont la démonstration expérimentale des théories si justes du docteur Hughlings-Jackson qui place la cause prochaine de ces mouvements dans des modifications de la substance grise des circonvolutions cérébrales. En réalité, ces expériences sur la localisation peuvent être considérées comme une méthode capable d'établir géographiquement le rôle des circonvolutions cérébrales dans les mouvements, en produisant une chorée artificielle. Une application momentanée des électrodes sur un centre cortical, peut déterminer un mouvement choréiforme des muscles ou des groupes de muscles qui répondent à ce centre. D'un autre côté, une stimulation plus longue, produit une contraction tonique, tandis qu'une irritation prolongée détermine des convulsions cloniques des mêmes muscles, comme si le centre reproduisait un certain nombre de fois les effets de la stimulation tonique. Enfin, si on continue d'exciter ce même centre, souvent il en résulte une irritation diffuse de tous les centres qui se traduit par une véritable attaque épileptique.

La relation qui existe entre les secousses choréiques et les convulsions épileptiques devient ainsi à peu près évidente. La différence essentielle réside dans le degré et l'ordre plutôt que dans l'espèce. Tandis que l'instabilité des centres corticaux est caractérisée dans la chorée par des décharges fréquentes, rapides et se succédant au hasard, dans l'épilepsie, les modifications et les explosions de tous les centres corticaux sont périodiques, brusques et plus ou moins simultanées.

Dans la chorée, il semble que les centres moteurs se sont séparés des centres qui les guident et les dirigent : ils ont leur volonté propre et agissent en toute liberté. Ils ressemblent à un cheval qui a saisi son mors entre les dents et n'obéit plus à son cavalier ; les paroles et les efforts du maitre, pour recouvrer le commandement, ne servent qu'à exciter et redoubler la fuite du coursier vagabond.

Quelles sont les modifications anatomiques et physiologiques des éléments nerveux dans l'épilepsie et la chorée ? Les modifications des vaisseaux ou des tissus qu'on observe souvent, chez les épileptiques, dans le cerveau ou dans ses membranes, sont-elles la cause de l'état anormal des cellules elles-mêmes ? Ce sont là des questions auxquelles on ne peut répondre que par des recherches pathologiques très-minutieuses.

On sait que le cervelet est un centre de coordination pour les muscles des globes oculaires ; on connaît aussi ce qui a été dit sur les mouvements des yeux dans l'épilepsie et dans la chorée ; il n'est donc pas difficile de démontrer que le nystagmus est dû à une modification semblable des centres cérébelleux. On peut admettre avec raison que le nystagmus n'est qu'une sorte de chorée ou d'épilepsie des centres oculo-moteurs du cervelet, d'où dépendent spécialement les mouvements des yeux. L'anatomie comparée et des recherches physiologiques plus étendues pourraient nous apprendre le siége exact de ces centres dans le cervelet de l'homme. Le roulement des yeux et la déviation des axes optiques qui s'observent dans toute attaque épileptique complète, sont évidemment l'effet de l'extension de l'affection des centres cérébraux aux centres cérébelleux.

Quelles sont les conditions requises pour que le nystagmus apparaisse? Sont elles d'origine cérébrale ou périphérique, ou dépendent-elles de ces deux causes à la fois? Les recherches des ophthalmologistes pourraient jeter quelque jour sur ces questions importantes : l'étude de l'influence des maladies du cervelet sur celles de l'œil serait un sujet de recherches intéressantes.

Ce mémoire peut sembler bien imparfait, dans les détails : il demanderait pour être complet, des recherches encore nombreuses ; mais la voie est ouverte et nous croyons avoir jeté un peu de lumière sur une foule de points obscurs de la physiologie et de la pathologie cérébrales. Quoique mes conclusions soient, pour la plupart en opposition avec les opinions généralement reçues, je ne crois pas qu'elles soient jamais absolument contredites par de nouvelles expériences.

Pour servir de résumé à ce qui précède, je vais maintenant reproduire avec quelques légères modifications (que du reste je mets entre parenthèses), le sommaire de mes résultats les plus importants et les conclusions que j'ai publiées dans le *British Medical Journal* du 26 avril 1873.

1. Les parties antérieures des hémisphères cérébraux renferment les centres qui président aux mouvements volontaires et aux manifestations extérieures de l'intelligence.

2. Chacune des circonvolutions forme un centre séparé et distinct ; dans certains groupes connus de circonvolutions (groupes indiqués en partie dans les recherches de Fristch et Hitzig) et dans les régions correspondantes de certains cerveaux sans circonvolutions, sont localisés des centres, qui président aux divers mouvements des paupières, de la face, de la bouche et de la langue, du cou, de la main, du pied et de la queue.

Des différences frappantes, en rapport avec les habitudes de l'animal, caractérisent les centres. Ainsi, les centres qui dirigent les mouvements de la queue chez les chiens, de la patte chez'les chats, des lèvres et de la bouche chez les lapins sont très-développés et diffèrent beaucoup les uns des autres.

3. L'action des hémisphères est généralement croisée : mais certains mouvements de la bouche, de la langue et du cou, sont coordonnés pour les deux côtés, dans chacun des hémisphères cérébraux.

4. La cause prochaine des différentes espèces d'épilepsie dépend, comme l'a supposé le docteur Hughlings-Jackson, de *lésions de décharge* des différents centres des hémisphères cérébraux. On peut limiter artificiellement l'attaque épileptique à un muscle, à un groupe de muscles, on peut la faire s'étendre à tous les muscles représentés dans les hémisphères cérébraux, avec écume à la bouche, morsure de la langue, et perte de connaissance. Quand on produit artificiellement une attaque d'épilepsie chez les animaux, ordinairement les convulsions envahissent d'abord les muscles qui, le plus souvent, se contractent volontairement. C'est là un fait complétement en harmonie avec les observations cliniques du docteur Hughlings Jackson.

5. La chorée est de même nature que l'épilepsie et dépend de lésions de décharges momentanées (et successives) de chacun des centres cérébraux. C'est là encore une confirmation expérimentale des opinions du docteur Hughlings-Jackson.

6. Les corps striés ont une action croisée et sont des centres pour les muscles du côté opposé du corps. Une irritation puissante de ces ganglions détermine un pleurosthotonos, les fléchisseurs l'emportant sur les extenseurs.

7. La couche optique, la voûte à trois piliers, le grand hippocampe et les circonvolutions qui l'avoisinent, ne jouent aucun rôle dans la motilité (ils sont probablement en rapport avec la sensibilité).

8. Les lobes optiques ou corps quadrijumeaux, outre leur rôle au point de vue de la vision et des mouvements de l'iris, sont des centres pour les muscles extenseurs de la tête, du

tronc et des membres. L'irritation de ces centres détermine un opisthotonos (et du trismus).

9. Le cervelet est un centre coordinateur pour les muscles du globe de l'œil. Chaque lobule séparément (chez les lapins) est un centre d'instinct pour les déviations des axes optiques.

10. De l'intégrité de ces centres dépend la conservation de l'équilibre du corps.

11. Le nystagmus ou oscillation des globes oculaires est une affection épileptiforme des centres oculo-moteurs du cervelet.

12. Ces résultats jettent quelque jour sur les symptômes si obscurs jusqu'ici des maladies cérébrales et peuvent servir à localiser avec une grande certitude beaucoup des lésions du cerveau.

En terminant, je désire exprimer mes vifs remerciements pour le concours précieux et indispensable qu'ils m'ont prêté en vérifiant et en notant les résultats de mes expériences, au docteur Crichton Browne, au docteur Milner Fothergill, à M. J.-C. Galton, au docteur Mac Dowal, (de Wakefield) et, pour des expériences plus récentes, au docteur Lauder Brunton. Je suis particulièrement reconnaissant à M. Galton des croquis d'après nature et des dessins sur bois qu'il a bien voulu me faire et qui ont servi aux figures de ce mémoire.

VERSAILLES, 59, RUE DU PLESSIS, CERF & FILS, IMP. DE L'ASSEMBLÉE NATIONALE.